科学健康·睡眠

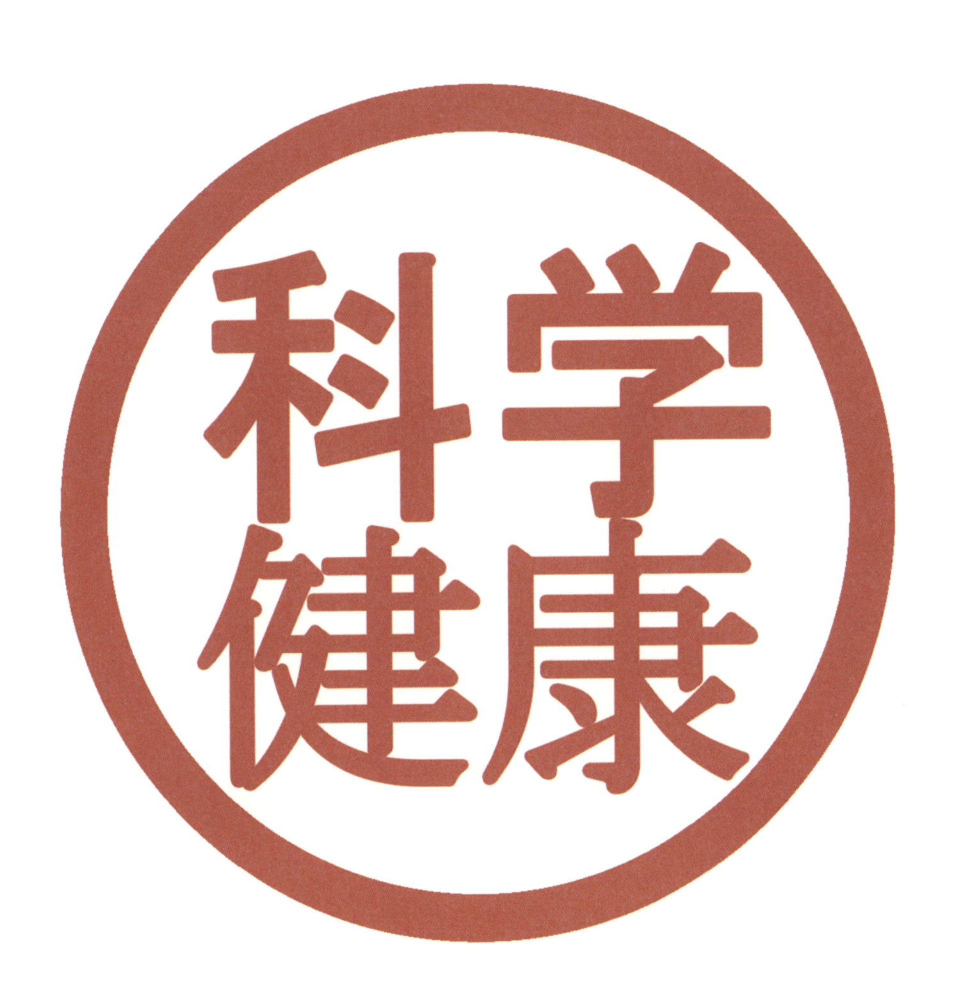

中国科学技术协会 | 中国老科学技术工作者协会 |
国家卫生健康委员会　组织编写

科学普及出版社
·北　京·

名誉主编： 周光召　邓　楠

主　　审： 曾益新　齐　让

主　　编： 王捍峰　吴甘美

编　　委（按姓氏笔画排序）：

王捍峰　邓　楠　邓佳慧

申倚敏　齐　让　吴甘美

陆　林　周光召　孟适秋

曾益新

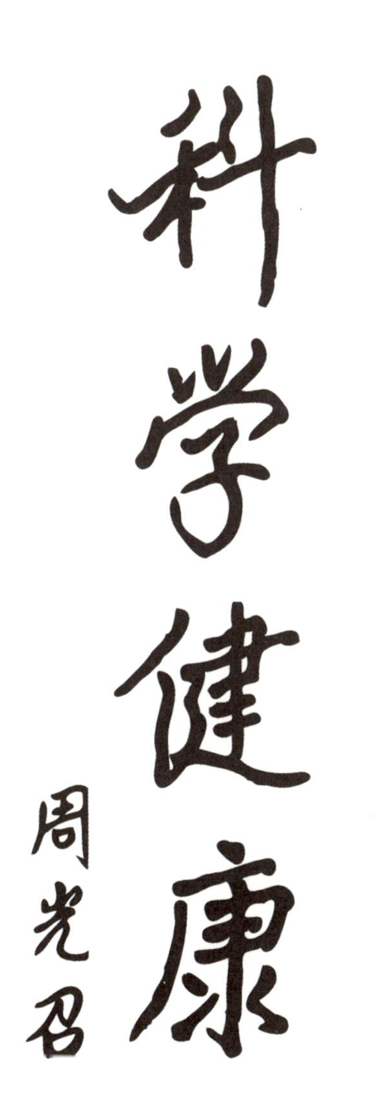
科学健康
周光召

轻轻松松一佰步
高高兴兴一辈子

陈竺敬题
二零零七年九月於北京

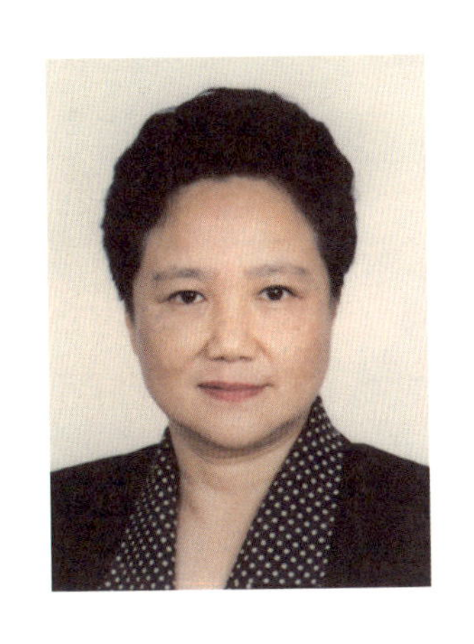

序言

健康是人生的第一需要，也是人类生存繁衍的前提。有健康才会有蓬勃的生命，才会有努力、奋斗和成功。世界卫生组织认为，健康既包括躯体健康，也包括心理健康，还包括良好的社会适应能力。这种观点确有道理。有病的人固然不能说是健康，但一个虽然没有病，却整天郁郁寡欢、与周围的人格格不入、总是给别人和自己带来不愉快的人同样也不是一个健康的人！由此可见，健康既是一种生理现象，同时也是一种心理现象和社会现象。只有身体功能良好、精神健康并且拥有积极向上的生活态度以及和谐人际关系的人，才能真正称得上是健康的人。

健康来自科学的生活方式。调查表明，在影响人类健康的诸多因素中，60%以上来自我们每个人的生活方式和保健意识，只有40%来自社会、家庭遗传、医疗以及所处的环境。现代人所患疾病45%以上与不良的生活方式有关，而导

致死亡的因素有60%与不良的生活方式有关。实现健康的最好方法，就是进一步提高科学素质，了解和掌握正确的医药卫生知识，自觉养成良好的生活习惯，培养良好的个性与人格，实践科学文明、健康向上的生活方式，通过科学饮食获取均衡的营养，通过适当运动和规律的生活获取充足的睡眠和健康的体质，通过及时有效的心理调适活动获取健康的心理，力戒吸烟、过量饮酒、食物过精、久坐不动等不良嗜好。健康不仅仅是个人的事情，更是家庭的事情、社会的事情；维护个人健康，促进社会健康，是我们每个社会成员必须承担的社会责任！

我们生活在一个城市化、工业化、全球化快速发展的时代。随着物质生活水平的迅速提高，人们在充分享受现代文明成果的同时，也不可避免地面临着各种各样的疾病威胁。对付疾病的亘古良方，一是不要害怕，二是要相信科学。科学是人类健康的保护神，正是飞速发展的医药科技赋予了人类以神奇的力量，使我们能够在严重威胁人们身心健康的各种疾病面前，成功化解危机，摆脱疾患的困扰。健康向上的心理状态是我们对付病魔的第一道防线，现代医学科技是战胜疾病的有力保障。坚韧不拔的毅力，乐观豁达的心态，积极和谐的人际关系，有助于养成自尊自信、热爱生活、关爱生命的生活态度，由心理健康促进身体健康。这既体现了我们对生命的敬佩，更是对人类生存本质意义的追求！

健康水平是衡量人们生活质量和社会发展程度的重要标志，对健康的重视程度体现了社会文明进步的程度。《科学健康》是一套讲授健康理念、健康方法、健康生活的科普著作，通俗易懂，方便实用。希望每个人都能认真地读一读这套书，从中汲取医学知识，提高医学素养，实践健康方法，重视和追求健康，为全面建设小康社会贡献一份力量。

是为序。

中国科学技术协会原常务副主席　邓楠

2007 年 8 月

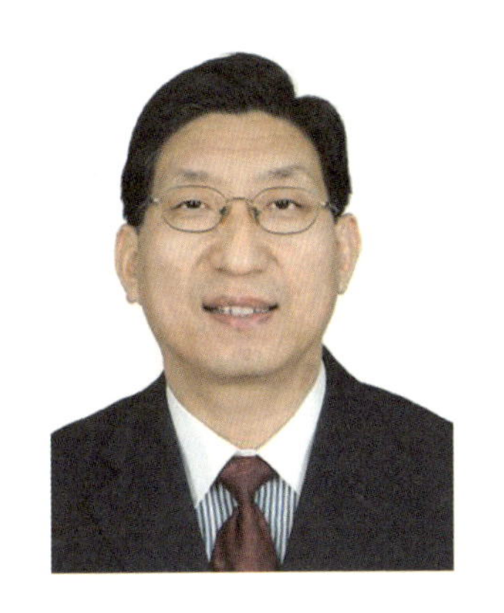

序言

健康是人全面发展、生活幸福的基石，是人类对美好生活的永恒追求，是经济社会发展的基础条件，是社会文明、国家富强、民族振兴的重要标志。人拥有健康，才能进行学习、劳动、创造与发明，才能学习掌握科学技术，形成智慧，成就事业，幸福生活。健康是世界上最宝贵的财富，没有健康，一切无从谈起。掌握健康科学，成就科学健康!

“没有全民健康，就没有全面小康”，习近平总书记在党中央、国务院召开的新世纪第一次全国卫生与健康大会上深刻论述了健康的重要性，确定将人民健康放在优先发展的战略地位，从党和国家事业全局的战略高度对新时期卫生和健康工作提出了一系列新思想、新要求，这是我国卫生与健康发展理念的一次重大飞跃，是“健康中国”建设的根本指南。紧随其后，作为国家战略，党中央、国务院颁布实施《“健康中国 2030”规划纲要》，勾画了打造“健康中国”的美好蓝图，彰显了我国将对健康问题的重视提升到前所未有的高度。越来越多的证据表明，健康正在受到全国人民前所未有的关注，卫生与健康事业迎来了新的春天，人人享有健康正逐步成为现实。

党和政府历来高度重视科技工作者的健康，不断提升相关医疗卫生服务能力与水平，保障科技工作者在建成小康社会中重要作用的充分发挥。中国科学技术协会、中国老科学技术工作者协会联合国家卫生和计划生育委员会一直为增进科技工作者的健康而积极努力，希望在促进科技工作者健康上贡献一些力量，以表达对科技工作者的敬意。科技创新离不开科技工作者强健的体魄、健康的心理和充沛的精力，科技创新和科学普及是实现创新发展的两翼，同等重要。出版《科学健康》科普丛书，就是在科技工作者中普及健康科学，传播科学的健康知识，倡导健康的生活方式。《科学健康》已出版 9 卷，自问世以来，由于其内容的科学性、准确性和权威性，受到科技工作者和广大公众的喜爱和好评，在提高科技工作者健康素养上发挥了作用。希望通过阅读《科学健康》，促进读者养成健康的生活方式，不断提高健康素养，激发读者对健康或者与医学相关融合领域的研究，做健康科学的实践者、探索者，有力推进“健康中国”建设的伟大事业。

无论对于一个人，还是一个国家、一个民族，健康都是一项长期的系统工程，贵在践行。祝愿每一位读者不断了解、掌握、运用健康科学，提升生活质量和生命质量，用自己的健康实践为“健康中国”留下精彩的注脚，为全面建成小康社会、实现中华民族伟大复兴的中国梦作出更大的贡献。

中国科学院院士
国家卫生健康委员会副主任 曾益新

2017年9月

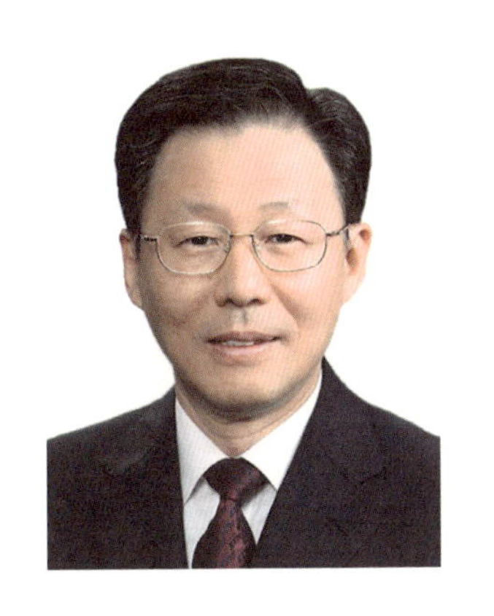

序言

党的十八大以来，以习近平同志为核心的党中央坚持人民至上，把实施“健康中国”战略摆在重要位置。提升老科技工作者的健康素养，让更多老科技工作者享受有品质的健康生活，是建设“健康中国”的重要内容，更是老科协的重要任务。中国老科协始终把服务全民健康素养提升作为一项重要任务，长期以来通过开展健康讲座、举办科学健康论坛、发布和出版健康科普作品等方式开展优质健康科普活动，受到广泛欢迎。

今年7月，我和齐让、王延祜、庞晓东同志参加中国老科协“科学健康圆桌会”专题座谈会。吴甘美、王捍峰同志谈到了这项工作的发展历程：2006年在时任全国人大常委会副委员长、中国科协主席周光召的积极倡议和推动下，创办“科学健康”圆桌会议，邀请临床医学和生命科学领域知名专家与两院院士面对面交流研讨，弘扬科学家精神，关注老科学家身体健康，普及科学健康知识，至今已成功举办33届。

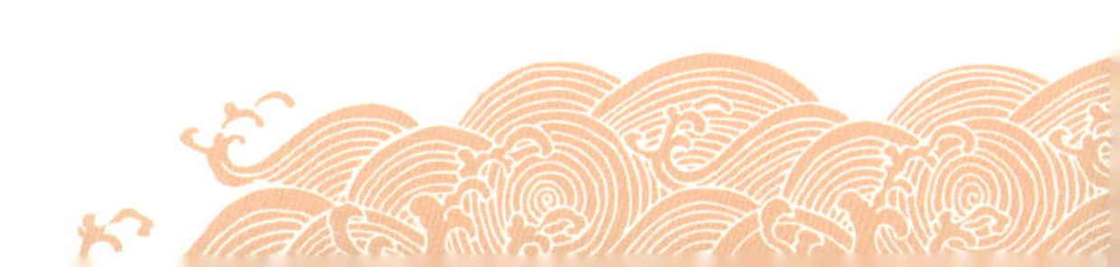

2007年起，中国科协和卫健委保健局组织知名临床医生撰写医学科普文章，至今已出版12册《科学健康》丛书。中国科协科普部今年将修订再版该丛书，尝试通过漫画、音频和小程序等方式创新，向包括老科技工作者在内的广大老年人普及健康知识、倡导健康生活方式，让大家自发参与、乐在其中。

再版的《科学健康》丛书有三个变化。一是内容更权威。修订版由多位医学领域的院士、知名专家、优秀医生共同参与，针对中老年人普遍关注的热点健康问题和老年常见病等进行权威解答，科学看待疾病，科学进行诊疗和预防。二是形式更通俗。丛书内容以简单问答的形式呈现，贴近读者、通俗易懂，是实用性很强的科普书。再版丛书增加了老年人普遍关注的睡眠、心血管、骨质疏松等健康问题。三是理念更先进。丛书与时俱进，反映了近年来医学领域的最新成果，全新的健康诊疗理念、知识和技术，充分体现了中国医学的发展特色和国际水平。

再版《科学健康》丛书是向党的二十大的献礼，也体现了党和国家对广大老科技工作者的关心。希望读者能够在书中收获更多的阅读乐趣，运用科学的健康知识，享受有品质的健康生活。

中国老科学技术工作者协会会长　李学勇

2022年7月

目录
Contents

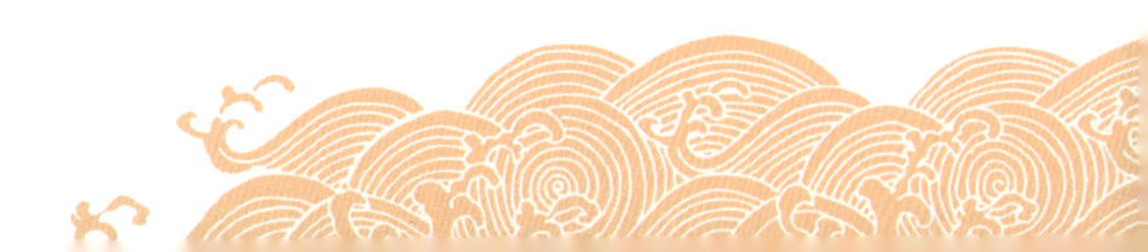

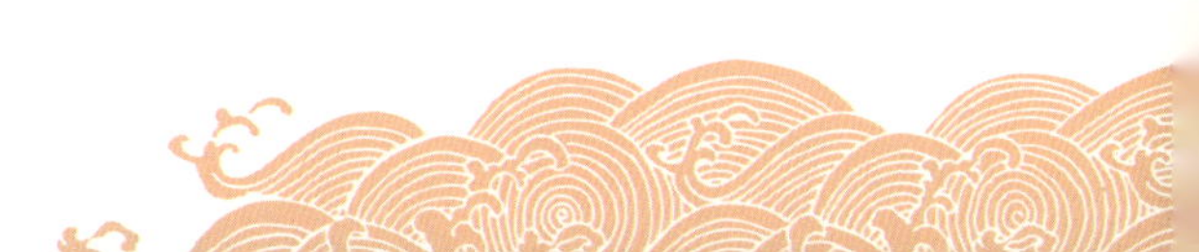

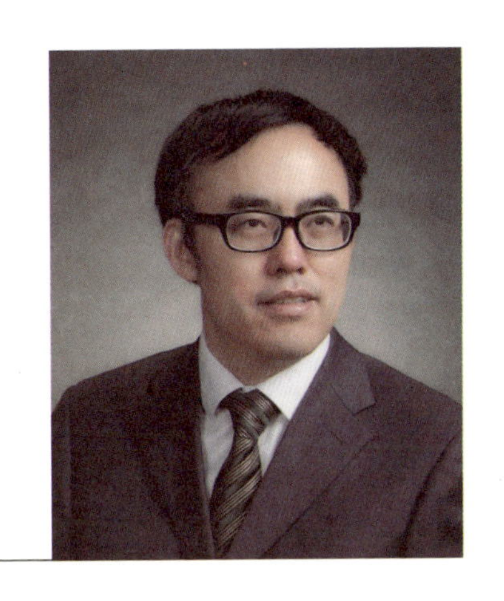

陆　林

中国科学院院士，医学博士，博士生导师，精神病学与临床心理学家。北京大学第六医院院长，北京大学精神卫生研究所所长，山东第一医科大学校长，山东省医学科学院院长，国家精神心理疾病临床医学研究中心主任，中国疾病预防控制中心精神卫生中心主任，国际麻醉品管制局委员。主要从事精神心理疾病的临床诊疗技术和发病机制研究，在病理性记忆的神经机制和干预、精神心理疾病治疗新方法及睡眠医学领域开展了系统性和原创性的研究工作；提出了干预病理性记忆的新模式、成瘾防复吸治疗的新理念和快速抗抑郁治疗的新假说，开辟了在睡眠中治疗精神心理疾病的新方法，对于精神心理疾病的防治具有重要理论意义和应用价值。

写给读者的话

夜深人静时，你是否辗转难眠?

黎明破晓时，你是否目不交睫?

夜会周公时，你是否鼾声如雷?

失眠、睡眠呼吸障碍等睡眠问题都会导致我们自主神经系统的功能紊乱，使我们失去健康的身体和幸福快乐的生活。

人的一生中有 1/3 的时间是在睡眠中度过的，睡眠与健康息息相关。睡眠作为生物体不可或缺的生命过程，全面调控着代谢、免疫、内分泌、脑活动等生理机能，是维持人类生命活动的必需条件。良好的睡眠状态可以使人的精力和体力迅速得到恢复，促进身体各部的生长发育和自我修补，增强免疫功能，提高对疾病的抵抗力；同时编码和巩固白天新获得的知识，转变为长期记忆储存下来，这对于人们的工作和学习至关重要。

然而，随着生活节奏的加快和社会压力的增大，人们慢慢打破了原本“朝行夕止”的生活法则，作息节律紊乱，睡眠时间减少，睡眠质量下降，促使诸多睡眠障碍发生，并增加患心血管疾病、糖尿病、癌症等躯体疾病和抑郁症、痴呆等神经精神疾病的风险。因此，睡眠问题已经成为现代社会不容忽视的“慢性杀手”。

我作为一名临床医生，在日常工作中接触到很多患有睡眠障碍和相关疾病的患者，在帮助他们解决问题的同时，也深刻体会到科普工作的重要性，因为一名医生一次只能面对一个患者，但一本科普读物却可以惠及无数百姓，因此，我们编制了这本睡眠科普书籍。在本书中，我们提炼了睡眠医学领域中一些关键的科学问题进行系统的科普和解析，希望通过通俗易懂、深入浅出的语言，帮助大家了解更多睡眠方面的知识，拥有良好的睡眠和健康的人生。

最后，祝福大家都能够睡个好觉！

陆　林

2022 年 8 月

第一章

睡眠

什么是睡眠

睡眠是一种在正常生命过程中自然发生的、与清醒状态不断交替的精神状态。睡眠在我们的生活中发挥着特殊作用，是关系我们身心健康和幸福的重要因素，也是健康的晴雨表。

在睡眠期间，机体在面对外界刺激时，反应能力下降；当睡眠状态自发结束后，下降的反应能力则能够很快恢复。但机体的这种反应能力的下降并不都与睡眠有关。例如，处于昏迷状态下的“植物人”对外界刺激的反应能力也会下降，但与睡眠不同的是，患者下降的反应能力并不能够很快得到恢复，因此也就不能将“植物人”的昏迷状态称为睡眠。在机体的感觉系统对外界刺激反应能力下降的同时，运动系统也不会作出有目的的活动，即在睡眠过程中，我们的大脑无法支配我们的身体作出有意识、有目的的活动。虽然在睡眠期间，我们也会有翻身、四肢活动等自发性运动，或因“快动眼睡眠行为障碍”“梦游”等疾病出现一些相应的活动，但这些都不属于受我们自主意识控制的、有目的的活动。

事实上，睡眠是一种主动过程，是恢复精力所必需的休息，有专门的神经中枢管理睡眠与觉醒。睡眠时，我们只是换了一个工作方式，使能量得到贮存，从而有利于精神和体力的恢复；而适当的睡眠既是维护健康和体力的基础，也是我们维持正常学习工作能力的保证。

睡眠的分期

在睡眠时，人与外界环境之间的联系减弱甚至消失，因此，长久以来人们一直认为睡眠是机体消除疲劳所需要的一种完全休息的过程。然而，通过测定人们和动物的脑电活动发现，在睡眠阶段的脑活动并非处于静止状态，而是表现出一系列主动调节的周期性变化。

根据脑电图的不同特征，可将睡眠分为两种状态：非快动眼睡眠和快动眼睡眠，其中非快动眼睡眠又可以根据其睡眠深浅划分为 1 期、2 期和 3 期。整夜睡眠中，从非快动眼睡眠到快动眼睡眠以 90~100 分钟为一个周期间歇交替出现，每夜 5~6 个周期。

在非快动睡眠阶段，全身肌肉松弛，没有眼球运动，内脏副交感神经活动占优势。心率、呼吸均减慢，血压降低，胃肠蠕动增加，基础代谢率低，脑部温度较觉醒时稍降低，大脑总的血流量较觉醒时减少。

非快动睡眠 1 期又称思睡期，睡眠程度较浅。此期往往比较短，占睡眠周期的 2%~5%，常在由觉醒向其他睡眠阶段移行或睡眠中体动多时出现，此时人对周围环境的注意力已经丧失，处于意识不清醒状态，易被唤醒。

非快动睡眠 2 期又称浅睡期，占睡眠周期的 45%~55%。此时大脑活动缓慢，呼吸均匀，全身肌张力降低，几乎无眼球运动。

非快动睡眠 3 期为深睡期，占睡眠周期的 13%~22%。此期会出现频率为 0.5~2 Hz、波幅＞75 μV 的慢波，其占比 20% 以上，因此也叫慢波睡眠。非快动睡眠 3 期是睡得最深沉、最香甜的阶段，对恢复体力和心理功能起重要作用，此期肌张力进一步受抑制，不容易被唤醒。非快动睡眠 3 期是高质量睡眠的关键。

NREM1期睡眠（思睡期）
2%~5%

· 处于半睡半醒之间
· 眼球活动缓慢
· 肌肉活动放缓
· 易被唤醒

NREM3期睡眠（深睡期）
13%~23%

· 对恢复体力和心理功能起重要作用
· 肌肉活动消失
· 很难唤醒

NREM2期睡眠（浅睡期）
45%~55%

· 大脑活动缓慢
· 呼吸均匀
· 眼球活动停止

RME期睡眠
20%~25%

· 对白天的经验进行整合
· 呼吸加快、变浅、不规则
· 眼球快速运动，肢张力达到最低

注：NREM，非快动眼睡眠；REM，快动眼睡眠

睡眠的生理功能

在整个进化过程中，睡眠是高度保守的，反映了睡眠的重要性。健康的睡眠有助于身体保持健康，远离疾病。关于睡眠功能的多种假说都认为，睡眠可以恢复体力、增强学习记忆、促进生长发育、维持代谢平衡等。

恢复体力

睡眠的恢复性理论认为，睡眠对于机体恢复体力和精神恢复

活力是必要的。非快动眼睡眠对恢复生理功能起关键作用，而快动眼睡眠对恢复心理功能至关重要。许多主要发生在睡眠期间的生物学功能的研究均支持了睡眠的恢复性理论。这些功能包括肌肉修复、细胞修复、组织生长、蛋白质合成以及许多促进生长的重要激素的释放。除了可以进行生理心理恢复外，睡眠还可以补充一些生理功能所需的细胞成分，这些细胞成分在白天会被耗尽。人在清醒状态下，神经元中 DNA 损伤的积聚会增加睡眠压力。在睡眠期间，细胞能有效进行 DNA 修复。恢复性理论支持让患者在手术后得到充足睡眠的做法。

能量守恒理论认为，睡眠的主要功能是减少白天和夜晚的一部分能量需求。在睡眠期间，人体新陈代谢会减少 10%，我们的体温和卡路里需求在睡眠时下降，而在清醒时增加。

适应性理论也被称为睡眠的进化理论，是最早解释睡眠功能的理论之一。这一理论认为睡眠是一种提高我们整体生存能力的行为。有人认为，与其他物种相比，人类的进化速度更快，因为我们专注于休息。所有物种都已经适应了在清醒时会使它们面临更多危险，睡眠是一种让我们远离黑夜和黑暗的适应性行为。与饥饿和口渴相似，困倦可能代表了一种潜在的生理需求，只有睡眠才能满足这种需求，它是个体生存不可或缺的一部分。

促进认知功能和记忆形成

睡眠不足会干扰认知功能，使学习记忆出现缺陷，还会导致注意维持能力受损、决策障碍、难以回忆长期记忆等。这些危害与睡眠剥夺的时长呈正相关，随着睡眠剥夺时间的增加，损害会变得更严重。睡眠有利于记忆巩固，尤其有助于不稳定的短期记忆向长期记忆的转化。学习记忆的行为学实验表明，陈述性记忆和程序性记忆在睡眠后都会得到加强，学习新任务后的慢波睡眠能够提高对新任务的最终表现。因此，熬夜备考不是一个好主意，因为它可能没有效果，甚至可能适得其反。

调节免疫

睡眠对免疫系统提供必要的支持，充足的高质量睡眠有利于免疫防御平衡。相比之下，严重的睡眠问题和睡眠障碍，如失眠、睡眠呼吸暂停和昼夜节律中断，会干扰免疫系统的功能。睡眠有助于先天和适应性免疫，在夜间睡眠时，免疫系统的某些成分会加快合成，这种活动似乎是由睡眠和昼夜节律驱动的，昼夜节律是人体的 24 小时内部时钟。当某人生病或受伤时，这种炎症反应可能有助于康复，在身体修复伤口或抵抗感染时可增强先天和适应性免疫。

就像睡眠可以帮助大脑巩固学习和记忆一样，睡眠可以增强免疫记忆。睡眠期间，免疫系统各组成部分的相互作用加强了免疫系统记忆如何识别危险抗原并对其作出反应的能力。睡觉时，人体会产生一种叫作细胞因子的蛋白质，它能够针对感染和炎症产生免疫反应。人体在睡眠时也会产生 T 细胞，这是一种白细胞，在人体对新冠肺炎等传染性疾病的免疫反应中发挥着关键作用。理想情况下，人体需要 7~8 小时的高质量睡眠来充电，以保持免疫系统功能的强大。

促进生长发育

睡眠对儿童的好处之一是促进生长发育，这包括身体的成长和心理的成长。当孩子睡觉时，他们的身体会释放人类生长激素，负责促进细胞繁殖和组织再生，这意味着充足的睡眠可以帮助孩子身体的生长发育。睡眠还有助于智力发育。睡眠充足的儿童具有更好的认知功能和记忆提取能力。当孩子睡眠不足时，容易脾气暴躁，注意力维持时间变短；而当孩子获得充足睡眠时，能够更加专注并更好地保留信息，这在学校尤其重要，使孩子们能够集中注意力学习，并且能够更清晰地思考，提出更好的解决问题的方法。这是因为在睡眠期间，大脑会整理白天获取的新信息。因此，如果您的孩子在学习方面遇到困难，请先确保他们睡个好觉。

维持代谢平衡

在正常睡眠期间，代谢率会降低约 15%，并且在标准的昼夜节律模式下早晨达到最低。正常受试者在清醒状态时，葡萄糖利用率最高；非快动眼睡眠时，葡萄糖利用率最低；快动眼睡眠时，葡萄糖利用率居中。生长激素和皮质醇是两种影响葡萄糖代谢的激素。生长激素通常在睡眠开始时升高，在慢波睡眠时达到顶峰；而皮质醇水平在睡眠的后半段大幅上升，主要发生在快动眼睡眠阶段。对正常受试者在睡眠期间持续输注葡萄糖（以抑制内源性葡萄糖的产生）的研究表明，尽管葡萄糖和胰岛素水平增加，但大脑葡萄糖代谢下降导致睡眠期间全身葡萄糖利用下降 2/3。前半段睡眠中肌肉张力的降低和生长激素激增的抗胰岛素样效应导致了其余时间葡萄糖利用率的下降。因此，在睡眠的早期阶段存在胰岛素抵抗的相对状态。此外，研究表明，仅仅一个晚上的睡眠不足就会导致皮质醇水平的上升。

睡眠还可能有利于细胞代谢废物的排出。使用在体双光子成像检测小鼠的脑活动时发现，在睡眠过程中，小鼠脑内的组织间隙可增加60%，引起脑脊液与细胞间隙液之间的对流交换，清醒时则相反。总之，睡眠时大脑清理“垃圾”；睡眠不足时，毒素累积，可导致大脑损伤。

第二章

常见睡眠障碍及其临床表现

睡眠障碍包括失眠障碍、过度嗜睡障碍、睡眠相关呼吸障碍、睡眠–觉醒昼夜节律障碍、睡眠相关运动障碍、异态睡眠障碍。

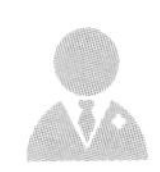

失眠障碍

失眠障碍是最常见的睡眠障碍。失眠是指尽管有适当的睡眠机会和睡眠环境，仍然对睡眠时间和/或睡眠质量不满意，并且影响日间社会功能的一种主观体验。失眠通常导致患者日间功能受损，从而降低个人生活质量。根据失眠持续时间的不同，分为慢性失眠和短期失眠。

慢性失眠

慢性失眠主要表现为以下特征：

- **患者主观上对睡眠总时长或睡眠质量不满意：**①睡眠起始困难，即入睡时间超过30分钟；②睡眠维持困难，特征是频繁的觉醒和觉醒后再入睡困难；③早醒，并且不能再次入睡。
- **睡眠障碍导致日间功能损害（至少包含以下一项）：**疲劳或精力差；日间困倦；注意力或记忆损害；情绪紊乱；行为问题；工作或学习功能受损；人际或社会功能受损；对照料者或家庭功能有负面影响，造成患者主观痛苦。
- **睡眠问题出现的频率：**上述睡眠问题至少每周出现3晚，持续至少3个月，并且在给予充足的睡眠时间后这些问题仍然存在，就可以被认为是慢性失眠。

短期失眠

短期失眠又称适应性失眠或急性失眠。与慢性失眠不同，短期失眠的持续时间少于 3 个月，频率也较低，但同样存在显著日间功能损害，需要引起临床上的关注。通常来说，短期失眠与应激或引起情绪明显波动的心理与环境变化相关，急性应激事件容易诱发短期失眠。

人类在儿童期也会出现失眠，儿童的失眠在表现上与成人失眠有所不同。儿童失眠常常由家长报告，主要表现为儿童抵制就寝或拖延就寝时间，频繁夜间觉醒，不能独自入睡，或在特定环境才能入睡等。儿童失眠可能导致学习成绩下降、注意力损害、行为异常或情绪不稳定等，也可能引起躯体症状，如肌肉紧张、触痛或头痛。

过度嗜睡障碍

日间过度嗜睡往往严重影响个体的日常生活和社会功能，据美国睡眠医学会定义，日间嗜睡是指在日间觉醒期间无法维持清醒和警觉状态，并且无意识地在不恰当的时间睡着，症状几乎每天发生，至少持续 3 个月。以日间过度嗜睡为主诉的原发性疾病主要包括发作性睡病和过度嗜睡障碍。

过度嗜睡障碍表现包括：尽管主要睡眠周期已经持续 7 小时，仍存在同一天内反复入睡的症状；睡眠周期每天超过 9 小时，仍感到休息不好、精力不足；突然觉醒后难以完全清醒；临床表现每周至少出现 3 次，至少持续 3 个月。发作性睡病除了以上日间过度嗜睡的表现，还伴有猝倒发作，主要表现为短暂发作性双侧肌张力丧失，且夜间睡眠常常呈现出快动眼睡眠潜伏期小于或等于 15 分钟。

过度嗜睡障碍和发作性睡病均伴有显著痛苦，或导致认知、社交、职业或其他重要功能方面的损害，并且不能归因于某种物质、共存的精神和躯体障碍以及不能解释的主诉。

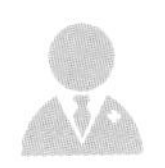

睡眠相关呼吸障碍

在与呼吸相关的睡眠障碍中，以阻塞性睡眠呼吸暂停综合征（obstructive sleep apnea，OSA）最为常见。OSA 的临床表现主要为夜间睡眠打鼾伴呼吸暂停和白天嗜睡，OSA 会引起白天注意力、警觉性及记忆力下降，造成血氧水平降低，增加冠心病、糖尿病和心脑血管疾病的发生。在 OSA 的发病机制和风险因素研究方面，颅面结构的改变、扁桃体增大、上呼吸道水肿、肺容量减少均会增加 OSA 的发病风险，其中最重要的致病因素是肥胖。肥胖引起上呼吸道内的脂肪沉积和肺容量减少，导致上气道尾部牵引力丧失进而发展为 OSA。

常见的临床表现包括打鼾、白天嗜睡、睡眠中发生呼吸暂停。

- **打鼾：**睡眠中打鼾是由于空气通过口咽部时使软腭振动引起。打鼾意味着气道有部分狭窄和阻塞，打鼾是 OSA 的特征性表现。这种打鼾与单纯打鼾不同：音量大，十分响亮；鼾声不规则，时而间断。

- **白天嗜睡：**感到疲劳，或尽管有充足的睡眠机会，但睡眠仍不能让人精力充沛。

- **睡眠中发生呼吸暂停：**较重的患者常常夜间出现憋气甚至突然坐起，大汗淋漓，有濒死感。多导睡眠监测每夜 7 小时睡眠至少出现 15 次阻塞性呼吸暂停或低通气。

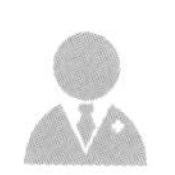

睡眠－觉醒昼夜节律障碍

睡眠－觉醒昼夜节律障碍是一种持续的或反复的睡眠中断模式，主要病因是昼夜节律系统的原发改变，或内源性昼夜节律与个人生活环境、社交及工作时间所要求的睡眠周期之间的错位。可导致患者出现明显的临床症状，如失眠、白天过度嗜睡以及身体、神经认知、情绪和社会功能的损害。正如任何可导致睡眠时间不足或质量不佳的睡眠障碍一样，患者在工作场所、家庭或学校中的表现可能会变差。

其中，睡眠－觉醒时相延迟障碍比较常见。在睡眠－觉醒时相延迟障碍中，昼夜节律系统会导致觉醒状态延后至深夜。这可导致睡眠延迟发生，患者通常到午夜或更晚才有睡意。如果患者试图早点儿就寝，就会发生失眠。早晨，患者的昼夜节律系统还在驱动睡眠，使觉醒时间比通常或期望的觉醒时间更晚。在不受干扰的情况下（如周末或假期），患者会在早晨酣睡，有时可睡到中午或更晚。当因上学或上班而需在常规时间起床时，睡眠－觉醒时相延迟障碍患者往往有觉醒困难，醒后也感觉不清醒。

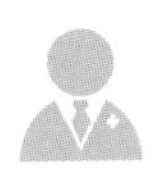

睡眠相关运动障碍

睡眠相关的节律性运动障碍是一种与睡眠相关的，以身体多部位反复的节律性刻板样动作为表现的综合征，典型表现为睡眠相关重复性、刻板性、节律性运动。睡眠相关运动障碍病因不清，不同年龄发病率差异明显，常见于婴幼儿早期，在孤独症和精神发育迟滞儿童中多见，持续至成年，成人发病者少见。可根据以下方面对行为分类：①动作类型，即简单或复杂；②基础睡眠生理学，即动作是发生于睡眠和觉醒转换期、非快动眼睡眠期还是快动眼睡眠期。大多数简单动作发生在觉醒－睡眠或睡眠－觉醒转换期间，或发生在非快动眼睡眠浅睡期。复杂行为可源于觉醒、非快动眼睡眠和快动眼睡眠这 3 个正常状态的控制机制被破坏。值得注意的是，睡眠时简单或复杂的运动模式有时是癫痫发作、分离性精神障碍事件甚至生理状态（如低血糖）的表现。因此，临床医生应意识到夜间事件可能是特定神经系统疾病、躯体疾病、精神疾病或睡眠障碍的一种表现。

异态睡眠障碍

异态睡眠是指发生在刚入睡时、睡眠期间或醒来时的异常行为。在睡眠过程中，儿童和成人可能会发生各种无意识的行为，且大多数情况下没有记忆。在入睡前，几乎所有人都偶尔经历过上臂、大腿或整个躯体短暂的、不自主的抽搐。有些人在刚入睡或醒来时也会出现睡眠瘫痪症（尝试进行活动，但无法活动）或短暂的幻觉，可伴有牙关紧闭、磨牙以及梦魇。梦游、睡中摇头、夜惊在儿童中更常见，父母尤为苦恼，儿童常常不能记忆这些发作情况。其他异态睡眠包括噩梦、快动眼睡眠行为障碍和与睡眠相关的腿部痉挛等。

夜惊可表现为坐立、尖叫、乱动、眼睛睁大、心跳加快等，同时患者出现非常惊恐的表情。发作通常发生于患者部分觉醒时或刚从非快动眼睡眠的最深阶段觉醒时，多见于上半夜。夜惊不同于梦魇，可能会导致梦游。夜惊发作时，不应叫醒患者，因为这会令他们更为惊恐。尽管患者似乎很痛苦，但他们醒来后没有回忆，也没有心理影响。通常随着年龄增长，其发作逐渐终止。成人发作通常与心理问题或酒精使用障碍有关。

噩梦（梦魇）是指生动的惊恐的梦，然后突然觉醒。儿童比成人更容易做噩梦。噩梦发生于快动眼睡眠时期。当人们处于压力下、发烧、过度疲劳或饮酒时，噩梦更容易发生。

梦游（夜游症）在童年晚期和青春期最常见，是指在半清醒状态下行走，此时对自己的行为无意识。发生在最深的非快动眼睡眠期。患者可能会反复地喃喃自语，行走碰到障碍物后可导致受伤。大部分患者对梦游并无记忆。睡眠不足和不利于睡眠的行为方式会使梦游更有可能发生，例如，在就寝前喝咖啡、锻炼或观看令人兴奋的电视节目均可引发梦游。

睡眠障碍诊疗技术的全球研究动态和未来发展方向

睡眠并不像我们想象中的那么简单，它包含数十种疾病。如果睡眠出现问题，一定要到医院规范就诊。睡眠障碍的治疗方法主要分为两大类——药物治疗和非药物治疗。药物治疗虽然目前在睡眠障碍的治疗中占据主导地位，但由于药物的副作用以及可能产生的耐受和依赖性，使患者对药物治疗产生极大的抵触心理。非药物治疗包括心理治疗、认知行为治疗和其他治疗，心理和认知行为治疗虽然易于被患者接受，但治疗过程复杂、周期长、费用高，且对治疗师专业水平要求高，目前临床应用并不广泛。其他治疗主要有光照疗法、物理治疗和运动疗法，鉴于药物治疗和心理行为治疗的局限性，这些治疗方法已成为失眠等睡眠障碍治疗的有效补充。目前，国内外均有对失眠的光照疗法、物理治疗及运动疗法的研究报道，寻求开发更多的非药物治疗方法是研究睡眠障碍治疗途径的一个趋势。

当前临床上失眠的物理治疗方法主要有重复经颅磁刺激、脑电生物反馈和电疗法等。经颅磁刺激是利用时变磁场使大脑皮层产生感应电流，通过改变大脑皮层神经元的动作电位影响脑内代谢和神经电活动，进而使刺激区域及相关区域产生生物学效应，是一种无痛、无创、安全的神经生理技术。由于低频（≤1 Hz）重复经颅磁刺激能够抑制大脑皮层的兴奋性，近年重复经颅磁刺激被作为治疗失眠障碍的新手段。

脑电生物反馈技术出现于1970年。这种技术通过工程技术手段把脑电信息反馈给受试者，通过训练的方式选择性地对某一频段的脑电波进行强化，调节脑电活动，起到治疗的作用。近年来，脑电生物反馈技术逐渐用于抑郁障碍、注意缺陷与多动障碍、失眠障碍等精神疾病的治疗，运用于失眠障碍治疗是该技术领域的一个研究热点。已有研究表明，脑电生物反馈能够使失眠患者的睡眠功能逐渐正常化，而且该治疗技术没有副作用，便于患者长期治疗。脑电生物反馈治疗时，患者取坐位，在安静环境状态进行反馈训练，1个疗程为10~15次，1~3天治疗1次，治疗时间1~2个月。

电疗法是一种安全、非侵入性地通过对大脑轻度电刺激进行治疗的物理方法，主要用于治疗焦虑、抑郁、创伤后应激障碍和失眠等精神疾病。其作用原理是采用低强度微量电流刺激大脑，使中枢神经系统产生镇静性的内源性脑啡肽，从而控制紧张焦虑、改善睡眠。电疗法包括经颅直流电刺激高压低频电疗、经颅交流电刺激高压静电疗法、电睡眠疗法和低压静电治疗等类型。电疗法的副作用少见（$<1\%$），主要表现为对皮肤的刺激和头痛。

音乐疗法、超声波疗法、紫外线光量子透氧疗法等物理治疗也被报道治疗失眠有效，但还需要未来设计严谨的临床试验证实其疗效。

睡眠医学也可能受益于利用大数据所创建的人工智能技术，未来可通过自动化程序精准地进行睡眠分期及相关事件的评分，并有助于发现疾病亚型的表征，从而更准确地对疾病进行诊断和分类，促进睡眠障碍的诊疗水平；通过床垫上的压电传感器，可以实现居家监测睡眠质量、心率、呼吸甚至打鼾等状况，增加睡眠监测的便利性及舒适性；通过床内安装大量高精度压力传感器，可精确感应人体压力变化所形成的生命特征，进行睡姿统计、异常提醒、检测呼吸等，形成睡眠报告，帮助改善睡眠习惯；通过呼吸状况、姿势转向、长时间睡眠等资料，可以帮助我们尽早发现睡眠过程中的问题，实现健康管理。此外，可预知离床提醒，当使用者起床离开时，可通过 App 即时推送消息，特别适合老年人，尤其是独居老人。目前的智能床垫还可以智能联动其他智能设备，创造出更多的睡眠场景。比如，当检测到睡觉后，把智能空调的温度调到预先设定的理想温度，使睡眠质量更好；如果突然出现心脑血管疾病，也能及时通知亲友及救护车。

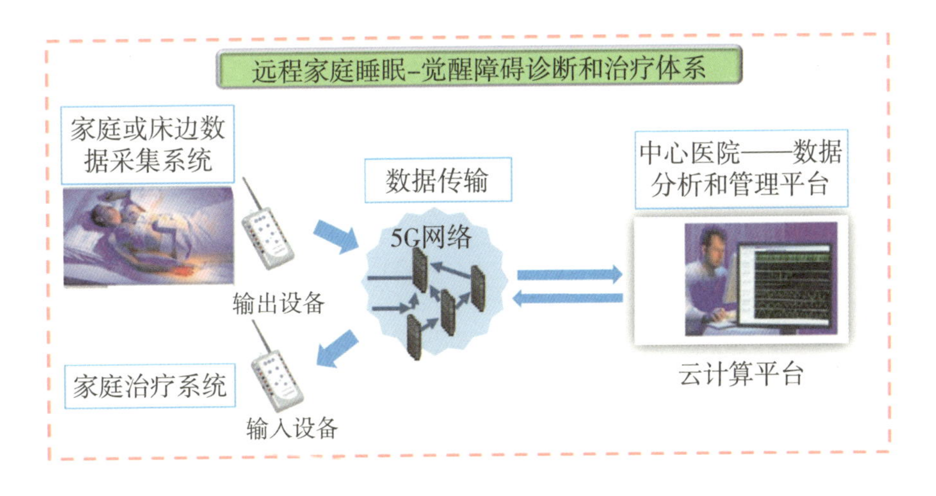

未来在多学科的共同努力下，睡眠医学必将在睡眠与节律的调控机制、睡眠障碍及相关疾病的发病机制、诊断及治疗等多方面取得令人瞩目的成果，共同促进睡眠医学的全面发展。

第三章

睡眠与记忆

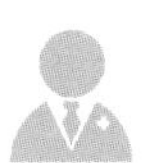

睡眠与记忆的关系

睡眠与大脑的高级功能——学习记忆密切相关。实践证明，睡眠能增强大脑记忆信息的能力；相反，睡眠不足会对记忆产生负面影响。

要使记忆正常运作，必须经历三个重要过程：习得——学习或体验新事物；巩固——整合大脑中的新信息，使其固定下来；回忆——在信息存储后访问信息。习得和回忆发生在一个人清醒的时候；而巩固多数是在睡眠过程中进行的。无论是什么类型的记忆，睡眠都是巩固记忆所必需的。没有充足的睡眠，大脑很难吸收和回忆新的信息。睡眠中的大脑受到的外部刺激大大减少，为巩固记忆提供了最佳条件，这可以加强将新的记忆整合到现有的知识网络中。研究表明，神经可塑性——也就是大脑回溯神经元之间的新连接并形成使我们学习新信息的新路径的能力——在很大程度上依赖于睡眠，正是在睡眠时，我们的突触放松并恢复其可塑性。

科学家们虽然没有完全弄清睡眠是如何增强记忆的，但它似乎与大脑的海马体和新皮质（大脑中储存长期记忆的部分）有关

在睡眠期间，海马体会向大脑新皮层重述当天发生的事情，在新皮层中，海马体回顾和处理记忆，帮助记忆长期维持。睡眠不足会阻碍工作记忆，而工作记忆是记住事情以备不时之需的必要条件。非快动眼睡眠和快动眼睡眠似乎对更广泛的记忆巩固很

重要，这个过程有助于强化大脑中的信息，以便在需要时可以回忆起来。例如，非快动眼睡眠与陈述性记忆的形成有关，陈述性记忆包括基本事实或统计数据；而快动眼睡眠被认为可以增强程序性记忆，如记住一个序列。程序性记忆是一种惯性记忆，指的是学习身体技能的能力，包括对知觉技能、认知技能、运动技能等的记忆，如骑自行车、扔棒球、掌握视频游戏或演奏乐器等，适当的睡眠对程序性记忆有促进作用。

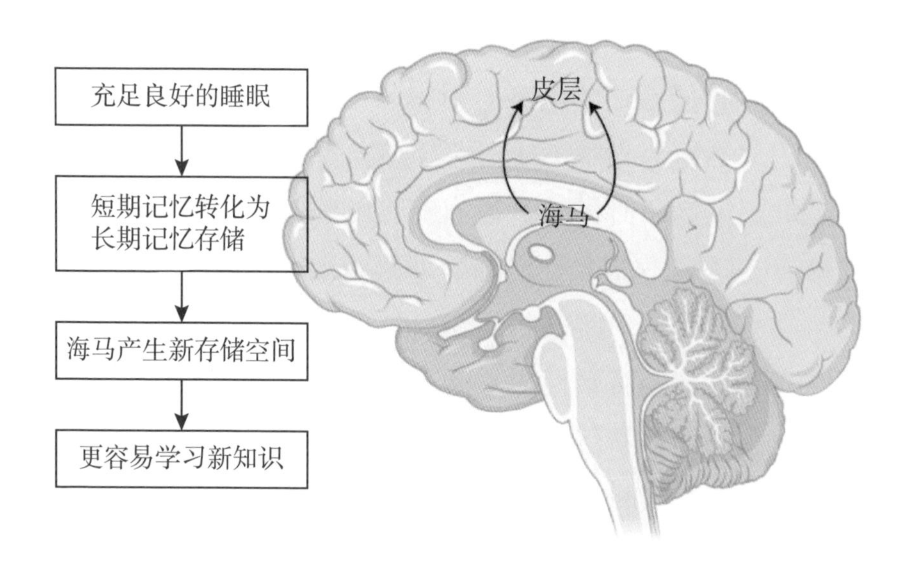

睡眠并非无选择性地加工所有记忆，它也会让你忘记所学到的一些东西

人类的睡眠过程就是大脑对白天输入的信息进行梳理的过程。在睡眠的某一些波段，大脑将这些信息进行归纳整理，然后“入库存档”，成为比较长时间的记忆，甚至变成我们的意识。还有一些时候，大脑把一些会给我们带来伤害的事情清除掉或遗忘掉，

从而避免让我们受到伤害。遗忘能力是大脑成功处理每日海量输入数据的关键，睡眠过程中，记忆会在大脑中被仔细地挑选、整理：关键的记忆以更有效的形式保存下来，大部分琐碎的细节则被遗忘。通过主动遗忘这些不必要的记忆，可以为大脑的信息存储节约大量空间。

没有睡眠，大脑就难以正常运作

良好的睡眠对于认知功能的维持至关重要，睡眠不足将对大脑认知功能产生负面影响。动物研究表明，即使只有 5 小时的睡眠剥夺，也可对大脑功能产生不利影响。海马体是一个对学习和记忆较为重要的大脑区域，其对睡眠剥夺尤为敏感，持续数天到数周的长期睡眠限制会导致啮齿类动物突触可塑性损伤甚至海马体萎缩。与睡眠良好的人相比，原发性失眠患者双侧海马体体积显著减少，患有阻塞性睡眠呼吸暂停的患者的大脑右侧颞中回的灰质体积减小。这些研究提示，睡眠不足将直接影响大脑结构和功能。

睡眠碎片化和昼夜节律紊乱已被证明会增加健康老年人轻度认知障碍的风险。除了影响大脑中特定的信号通路和区域，慢性睡眠不足还可以通过调节外周信号机制间接影响大脑功能。前期的临床研究发现，健康大学生在经历 40 小时睡眠剥夺后，血清中与炎症密切相关的内毒素 LPS 水平升高，同时出现认知警觉性以及认知测查记忆维度的显著受损。从长远来看，睡眠不足可能会使机体面临更高的认知衰退和痴呆风险。此外，睡眠不足可能会以另一种方式影响大脑。与正常睡眠的小鼠相比，睡眠不足的小鼠在大脑中形成了更多的β-淀粉样蛋白（一种代谢废物）的蛋白质沉积物。在人类中，大脑中的β-淀粉样蛋白沉积物与记忆力和思维能力下降有关，还会增加患痴呆症的风险。即使是一个晚上的睡眠不足，也会导致β-淀粉样蛋白在大脑结构中积累。

尽管医生和科学家对睡眠和记忆还有很多需要了解的地方，但可以肯定地说，晚上睡个好觉可以提高学习和记忆能力。

睡眠过程中调控脑功能的最新研究进展

睡眠并不是一个静止的过程，它是我们机体复原、信息整合和记忆巩固的一个非常重要的阶段。近年研究发现，通过在睡眠过程中给予声、光、电、磁等刺激，可以实现对认知等脑功能的干预。

睡眠中靶向记忆再激活增强记忆巩固与整合

靶向记忆再激活（Targeted memory reautivation，TMR）是一种在睡眠中进行特定记忆再激活的技术，即在睡眠中通过嗅觉或听觉等线索的暴露重新激活新编码的记忆，促进记忆巩固。研究表明，TMR 对不同类型的记忆都有促进作用，非快动眼睡眠期间的 TMR 可显著影响空间记忆、语言习得、认知偏差修正和技能学习等。比如在一项研究中，受试者被要求在电脑屏幕上放置 50 件物品的图片（一只猫、一个茶壶等）并记住它们的位置，与此同时，每张图片都会伴有声音（猫是喵喵叫、茶壶是嘘声等）。之后，他们按要求小睡一会儿，在此期间他们大脑活动的脑电图被同步记录。当科学家检测到慢波时，会以低音量播放与先前学习相关的声音，促使被试大脑重新激活相关的学习过程，巩固记忆。结果证实该方法的确有效：相比于对照组，在睡眠期间播放相关声音的受试者在醒来后能更好地记住物品位置。需要强调的是，必须是在人清醒的时候听到的声音，睡眠时重放才会加深记忆。举个例子，你不想去听一场报告，让别人帮你录了下来，然后在你睡觉的时候放给你听，这样做就没有什么用。但是，如果你自己去了，睡觉的时候又听，效果就可能会更好，因为在睡眠期间你会回忆起去现场认真听过的报告。下一步研究需要继续探索睡眠时加强的记忆能够持续多长时间，睡眠期间还有什么其他方式的刺激可以取得类似效果。如果在睡眠时播放录音课文，人们学习第二种语言是不是会稍微容易一些？也许在未来，每个人都能控制自己沉睡的大脑在毫无意识中学习。

记忆整合过程可以通过气味等外部线索来放大。通过嗅觉途径给予气味线索暴露，可以在大脑的一侧以局部方式操纵记忆。有研究在非快动眼睡眠中通过单侧“玫瑰花香”嗅觉刺激进行靶向记忆激活，发现单侧嗅觉刺激可促进同侧大脑半球慢波与纺锤波的相位幅值耦合，且相比于对照组，TMR 组记忆效果显著提高。此外，记忆巩固可能涉及海马与大脑皮层特定区域之间的夜间对话。

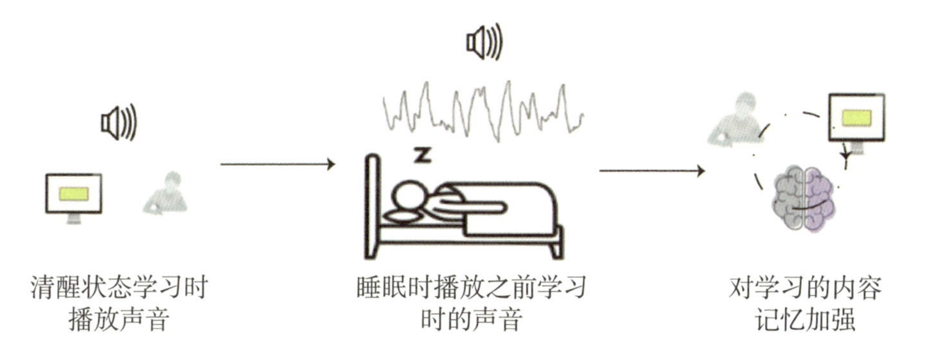

睡眠中改变价值决策

人类在白天学习的知识会在睡眠过程中自动回放，这种类似于“放电影”式的自动回放过程可能有利于记忆的长期维持。然而，睡眠对于价值决策等复杂认知功能的影响目前尚不清楚。日常生活中选择吃苹果还是橘子等都属于价值决策的范畴，而价值决策通常被用来研究价值奖赏在大脑中的表征和处理。有研究表明，为了更好地适应环境，生物体可能依据外部环境或自身状态来灵活调整对选项所赋予的价值，从而形成所谓的主观偏好。然而，这类调整几乎全都发生在生物体清醒状态下，那么，睡眠过程中的认知和神经活动是否也参与了主观偏好的调整？研究发现，在浅睡眠期无干扰地轻声播放某些零食名称，可以选择性地改变人们对这些零食的偏好，他们醒来后愿意多付近 10% 的价钱购买这些零食。有趣的是，这一改变仅发生在睡眠状态，对清醒的个体播放同样的声音，偏好并不发生变化。睡眠中食物相关词语的暴露可显著增加清醒后对暴露食物的偏爱及选择，而在清醒状态下进行同样的操作则对食物的偏爱与选择无影响。这提示睡眠过程中靶向记忆激活可以改变个体决策，为在睡眠无意识状态下干预人类的决策行为提供了新的科学依据。

闭环神经调控促进陈述性记忆的巩固

闭环神经调控又称自适应神经调控，是在实时监测神经活动的情况下给予神经刺激并同步输出神经反馈，在神经反馈的基础上进一步调整神经刺激的方式。研究发现，在慢波睡眠期间给予刺激，可以增加心律与刺激的同步性，同时也会促进陈述性记忆的巩固，并且记忆巩固程度与刺激的同步性呈正相关。

睡眠中缓解焦虑情绪

遭受应激后可以通过睡眠缓解焦虑情绪。一项研究表明，在遭受创伤经历后的24小时内入睡，记忆的痛苦程度在随后日子里将会下降。在另外一项最新研究中，研究团队构建了一种“社交挫败”应激小鼠模型，模拟人类霸凌，将小鼠暴露于具有攻击性的小鼠（不造成直接身体伤害）后，观察到这些小鼠血液中的“战斗或逃跑”相关的激素水平升高，表明它们感受到了压力（应激），并且测得它们焦虑水平增加。值得关注的是，经过恢复性睡眠后，这些小鼠的焦虑得到缓解，说明睡眠对于调节焦虑情绪具有一定作用。

睡眠中消除痛苦记忆

在睡眠中进行干预，不仅可以促进正性记忆，还可以消除痛苦记忆。人类在遭遇重大灾难性事件后，往往会产生强烈的恐惧感和无助感，引起焦虑、抑郁、自伤或自杀行为，进而导致创伤后应激障碍等心理问题或精神疾病。这类疾病容易反复发作，不易根除，危害极大。恐惧记忆的消退体现在当反复暴露在与恐惧记忆相关但没有实际伤害发生的刺激中时，防御反应逐渐减弱。研究表明，在慢波睡眠状态下反复暴露与恐惧记忆相关的条件线索可显著降低恐惧反应，提示在特定睡眠状态下可促进恐惧记忆消退，这为创伤后应激障碍等疾病的非药理学治疗开辟了新途径。

青少年期睡眠干预影响成年后社交行为

在多种神经发育障碍（如孤独症、精神分裂症）患者中，睡眠障碍出现的比例很高（50%~80%），特别是在青少年患者中。更有研究发现，在孤独症患者中，睡眠障碍与社交障碍的严重程度存在显著的正相关。这些证据提示，青少年期的睡眠可能影响社交行为。为了探究青少年期睡眠是否直接影响成年后的社交行为，研究人员首先对处于青少年时期（出生后 35~42 天）的小鼠进行了连续 5 天、每天 4 小时的睡眠剥夺，然后在成年期（出生后 56 天）对这些小鼠的社交行为进行检测。结果发现，在三箱社交行为测试中，经历了青少年期睡眠干扰的被试小鼠对已熟悉的小鼠和陌生小鼠表现出同等兴趣，而对照组小鼠则对陌生小鼠表现出强烈的偏好，说明睡眠剥夺鼠丧失了对社会新颖性的偏好。当研究人员在另一个稍晚一些的年龄窗口（小鼠出生后 42~49 天）对小鼠进行同样的睡眠干扰，也能引起类似的偏好丧失，但效果较弱；而当研究人员在成年期之后（小鼠出生后 84 天）再做同样的操作，则不能引起社交行为的改变，说明这是一种青少年期特有的睡眠功能。进一步研究发现，青少年期睡眠干扰有可能影响了发育过程中多巴胺能神经元的分布和精确化过程，导致其成年后的多巴胺系统无法对新出现的社会性刺激作出及时有效的响应。

第四章

睡眠与精神疾病

睡眠与多种精神疾病密切相关，相互影响。既往研究发现，约 70%~80% 的精神疾病患者存在失眠症状，超 50% 的失眠患者至少共患一种精神疾病。此外，睡眠障碍是精神疾病的危险因素，存在失眠症状者出现重性抑郁障碍的风险是无失眠症状者的两倍。

那么，睡眠究竟会对精神疾病产生哪些影响呢？首先，睡眠会影响大脑的情绪调节功能。睡眠不足时，情绪调节相关脑区的细胞无法正常更新，进而引起功能紊乱，最终导致情绪调节功能下降。在经历相同情绪刺激后，与睡眠充足者相比，睡眠缺乏者

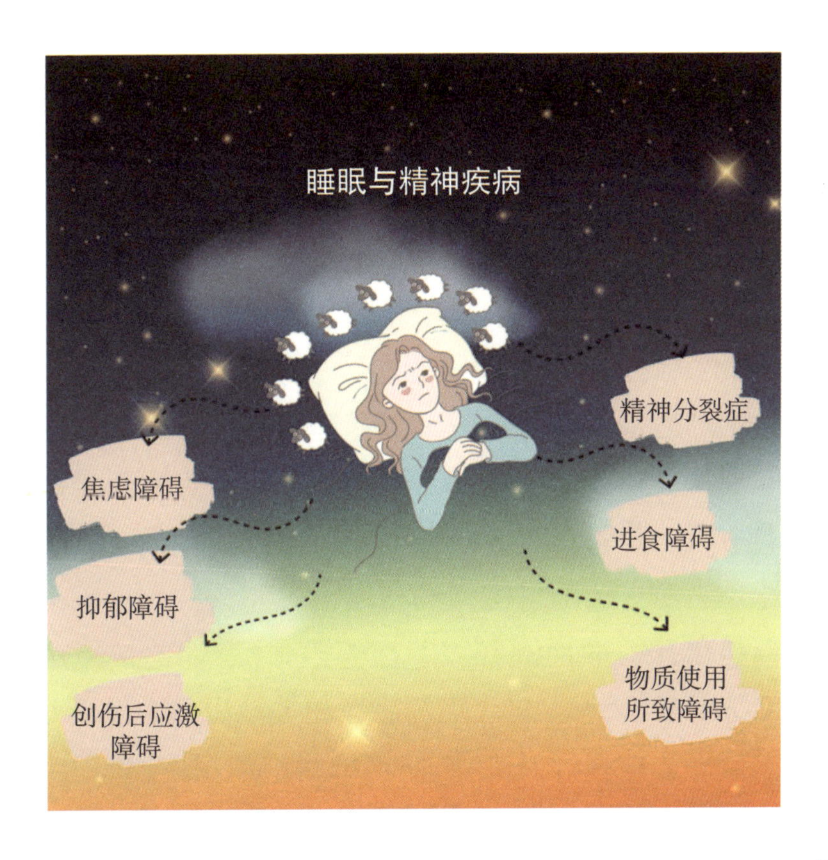

的反应会更加剧烈、更易出现抑郁症状。睡眠不足除了影响自身情绪，还会降低解读他人面部表情和情绪的能力，甚至影响人际交往能力。其次，睡眠会影响精神状态。睡眠不足或睡眠质量差会严重影响精神状态，使人更容易浑身疲乏、烦躁易怒等。

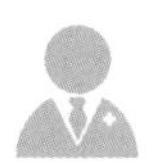

睡眠与焦虑障碍

什么是焦虑障碍

焦虑是指当个体面对潜在危险或预期威胁会产生紧张不安的情绪体验。焦虑是一把双刃剑。适度的焦虑是一种自我保护机制，能让个体在面对危险处境时迅速察觉并作出处理，也有助人们提高工作效率、激发个体潜能、出色地完成任务。然而，过度的焦虑则会使人感到紧张痛苦、注意力不集中、记忆力下降等，影响人们的正常工作和生活。如果个体长期处于过度焦虑状态，则可能发展为焦虑与恐惧相关障碍。

焦虑障碍是指以过度焦虑紧张、恐惧担忧导致行为紊乱、内心痛苦以及社会功能受损为特点的精神障碍。焦虑障碍患者常表现为提心吊胆、紧张担心、坐立不安、总担心有不好的事情要发生。此外，还常常伴随自主神经功能亢进导致的心慌胸闷、口干舌燥、颤抖出汗、颜面潮红或苍白等躯体症状。《精神疾病诊断与统计手册（第 5 版）》将焦虑与恐惧相关障碍分为以下几类：分离性焦虑障碍、选择性缄默症、特殊恐惧症、社交焦虑障碍、惊恐障碍、广场恐惧症、广泛性焦虑障碍、躯体疾病所致的焦虑障碍等。

焦虑障碍是临床上最常见的精神疾病之一。据世界卫生组织报告，全球一般人群中的焦虑障碍终身患病率为13.6%~28.8%，我国焦虑障碍的终身患病率为3.2%。随着焦虑障碍研究的进展、诊断手段的提升以及社会的重视，焦虑障碍患病率在最近几年呈上升趋势。尽管如此，焦虑障碍的治疗率仍非常低。我国的一项调查发现，约22%的焦虑障碍患者曾到医院就诊和治疗，仅约8.5%的焦虑障碍患者曾到精神专科医院就诊和治疗。

睡眠与焦虑障碍的关系

睡眠问题是焦虑障碍常见的临床症状之一。首先，焦虑障碍患者常常出现入睡困难，一到晚上脑子就开始飞速运转，脑海里会不断地思考一些毫无意义的事情，会不断地看时间，躺在床上翻来覆去睡不着，或因社会新闻事件而担忧，或因次日的工作安排而紧张，或毫无原因的缺乏睡意。其次，焦虑障碍患者睡眠较浅，房间里的轻微声音或窗外的微弱光线都会导致患者入睡困难，有时候睡着了也会被这些声音或光线吵醒，醒后难以再次入睡。此外，焦虑障碍患者即使睡眠时间充足，也常诉夜间多梦、睡眠质量差、睡不够、睡不醒。

睡眠障碍患者也常伴随焦虑情绪。睡眠不足或睡眠质量差常常会引起患者疲倦乏力、白天工作无精打采，甚至脾气暴躁易怒。患者睡不着时常担心睡眠问题对自己身体和工作的负面影响，越焦虑越睡不着，最终形成恶性循环。

睡眠障碍与焦虑障碍的共病机制

失眠障碍患者中约有 30% 共病焦虑障碍。首先，睡眠障碍与焦虑障碍都与社会心理应激因素相关，诸如急性应激、生活负担、长期高压力水平环境、躯体疾病、内在心理冲突等多种生活事件均可诱发焦虑与睡眠问题。其次，睡眠障碍与焦虑障碍都有共同的神经解剖学基础。研究发现，大脑皮层 – 纹状体 – 丘脑环路、杏仁核和岛叶等神经结构与焦虑障碍发病密切相关，而大脑皮层、丘脑和边缘系统等结构在睡眠的启动和维持方面也发挥着重要作用。总之，睡眠障碍和焦虑障碍常共同存在，这提示在临床治疗过程既要缓解患者的焦虑情绪，还要解决患者的睡眠问题。

睡眠与抑郁障碍

什么是抑郁障碍

适度的悲伤可以使个体发泄负面情绪，有时候甚至是艺术与文学创造的驱动力。然而，长期过度的悲伤则会使个体郁郁寡欢，终日沉浸于悲伤的情绪体验，严重影响个体的情绪调节、工作效率和生活质量，甚至发展为抑郁障碍。

抑郁障碍是以显著而持久的心境低落为主要临床特征的精神疾病。患者常常表现为毫无诱因的闷闷不乐，对什么都不感兴趣，即使以前喜欢的事物也会觉得毫无意思，怎么都高兴不起来；逃避社交，不愿意见人，有时会独自参加如看书、看电影等单人活动，但无法从中体验到快乐；觉得乏力疲倦，做事时注意力无法集中、容易发呆和分心，记忆力下降，难以维持正常的学习和工作；每天都愁眉苦脸、忧心忡忡，严重的内疚感和自罪感，认为自己犯了不可原谅的错误，连累了家人和朋友，给社会造成巨大的负担；认为自己是个废物，一无是处，对家庭和社会毫无贡献，对当下的处境充满无助感，不知道怎么应对和处理，对未来的生活不抱希望，度日如年；严重者悲观绝望、悲痛欲绝，觉得人生无意义、活着很痛苦，甚至有自杀企图或行为。

2019 年，我国第三次精神障碍流行病学调查结果显示，18 岁以上成人的抑郁障碍终身患病率为 6.8%，抑郁障碍 12 个月患病率为 3.6%。2021 年，在新冠肺炎疫情影响下，全球抑郁障碍患病率上升至 3.15%，约有 2.46 亿人患抑郁障碍。

睡眠与抑郁障碍的关系

睡眠问题是抑郁障碍最常见的症状之一，有 50%~90% 的抑郁障碍患者伴有睡眠问题。抑郁障碍患者最常见的睡眠问题是入睡困难，患者脑海里并无思虑，但却毫无缘由地躺在床上半个小时以上才能入睡。有的患者睡眠浅，容易因为外界的声音或光线刺激惊醒，醒后难以再次入睡。还有的患者比平时早醒 2~3 小时，醒后不能再次入睡，新的一天让患者觉得很煎熬，抑郁情绪在早晨更加严重。值得注意的是，在不典型的抑郁障碍患者中也会出现睡眠时间过多和白天困倦嗜睡。

此外，长期的睡眠问题也是抑郁障碍发生的预测和危险因素，存在失眠症状者出现重性抑郁障碍的风险是无失眠症状者的 2 倍。

睡眠障碍与抑郁障碍的共病机制

睡眠障碍与抑郁障碍存在共同的神经环路基础。外侧眶额叶皮层、背外侧前额叶皮层、前扣带皮层和后扣带皮层、岛叶、海马旁回、海马、杏仁核、颞叶皮层和楔前叶等脑区均与睡眠障碍和抑郁障碍密切相关。

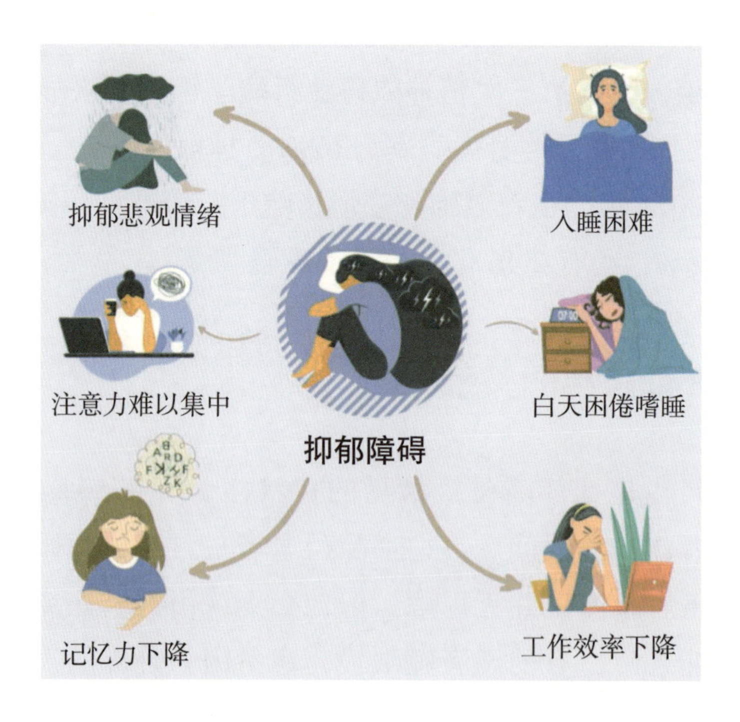

此外，不同脑区之间通过多种神经递质发挥调节睡眠和抑郁的重要作用。如 5- 羟色胺神经元从脑干中缝核向上投射到大脑皮层和边缘系统，在调节睡眠、情绪等方面具有重要作用；大脑中内源性四氢孕烯醇酮可以发挥缓解抑郁、促进睡眠、改善认知的作用。

睡眠与创伤后应激障碍

什么是创伤后应激障碍

自然灾害、严重疾病、严重交通事故、暴力犯罪等创伤性事件常常会引起不同程度的应激障碍。创伤后应激障碍是一种个体在经历死亡或严重伤害相关创伤性事件后，延迟出现创伤性再体验、回避、警觉性增高的精神障碍。在创伤事件发生后的最初阶段，大部分患者都会出现持续性的过度警觉症状，如难以入睡、易受惊吓、易怒、易激惹、心慌气短等。之后，患者的脑海里会反复重现创伤性事件的画面，或创伤事件相关的回忆反复闯入性出现，或再次看到创伤性事件相关的物品、场景、人物时，产生严重的痛苦紧张情绪或生理应激反应。有的患者会出现分离症状，感觉再次回到创伤事件中，身临其境，产生强烈的恐惧情绪。因此，患者极力回避创伤性事件相关的人与事，不愿提及有关事件和话题等，有时患者选择性遗忘创伤性事件相关的记忆，或拼命工作以求将创伤性事件从自己的记忆中“抹掉”；还有患者可能出现情感麻木、反应迟钝，甚至出现社会性退缩，不愿与人接触。

人们在经历创伤性事件后会出现不同程度的症状，约 8% 经历过创伤事件的个体患有创伤后应激障碍。既往研究发现，一般人群创伤后应激障碍的发生率约为 8.3%，其中男性约为 5%、女性约为 10.4%。创伤后应激障碍的发生除了与创伤性事件本身的严重程度有关，还与个体的性别、遗传因素、自身的人格特质以及对创伤性事件的主观体验程度密切相关。值得注意的是，80% 的创伤后应激障碍患者至少存在一种其他精神障碍，至少 1/3 以上患者由于疾病的慢性化而终身不愈，甚至丧失劳动能力。

睡眠与创伤后应激障碍的关系

睡眠问题是创伤后应激障碍最常见的症状之一。大部分创伤后应激障碍患者都存在睡眠问题，尤其以入睡困难、睡眠潜伏期延长和易惊醒最为常见。研究发现，70%~91% 的创伤后应激障碍患者存在入睡困难或睡眠维持困难等睡眠问题。

创伤后应激障碍患者还常出现创伤性内容的噩梦或无噩梦回忆的觉醒，儿童患者常表现为梦魇。患者的梦境中会反复出现与创伤事件相关的场景或画面，导致患者产生强烈的负性情感体验，患者常常会尖叫着从噩梦中惊醒，醒后脑海中还残存创伤相关的场景，难以从恐惧不安的紧张情绪中恢复平静。值得注意的是，噩梦难以用药物缓解，常成为患者的主要残留症状，使患者难以彻底痊愈。

创伤后应激障碍发生睡眠障碍的机制

应激反应可通过影响大脑功能而引起创伤后应激障碍和睡眠障碍。创伤性事件可影响凸显网络、默认网络、中央执行网络等认知和情感处理的关键脑网络，促使大脑的神经网络发生重塑，导致杏仁核、海马、前额叶等大脑皮层和皮层下脑区的活跃度以及功能连接强度发生改变，最终导致创伤后应激障碍和睡眠节律紊乱。此外，研究发现快动眼睡眠期与恐惧记忆巩固相关，当快动眼睡眠期恐惧记忆的消除受到阻碍时，创伤后应激障碍患者的噩梦会频繁发生。

睡眠与精神分裂症

什么是精神分裂症

精神分裂症是一种涉及感知觉、思维、情感和行为等多方面障碍以及精神活动不协调的重性精神疾病。精神分裂症的临床表现错综复杂，最常见的阳性症状包括幻觉、妄想及言语和行为的紊乱（瓦解症状）。

● 幻觉中以言语性幻听最为常见，幻听内容可能是争论性幻听，争论与患者有关的事物；也可能是评论性幻听，声音对患者评头论足；还可能是命令性的，患者行为常受幻听支配，或作侧耳倾听，或凭空对话 / 对骂，或自语自笑，甚至可能听从“你去死吧”的声音而去自杀。此外，常见的幻觉还包括幻视：将新鲜的面包视为发霉的面包而拒绝进食；幻嗅：凭空闻到异味；幻味：尝到食物有奇怪味道；幻触：感受到刀切割自己身体；内脏性幻觉：感受到胃内有虫爬感等。

● 精神分裂症的妄想往往非常荒谬，但患者却对此深信不疑。如认为自己在住院时被人注射了艾滋病病毒，坚信别人通过手机的高科技技术来监视自己，认为自己刚一想到什么事就会被别人知道，感到思维被抽走等。

● 言语和行为的紊乱则表现为扮鬼脸、幼稚的傻笑、吃草木等单调重复、杂乱无章的行为。

阴性症状是指情感、社交及认知方面的缺陷，包括意志减退、快感缺乏、情感迟钝、社交退缩、言语贫乏等。患者表现为无所事事、对前途毫不关心、对社交缺乏兴趣、不整理个人卫生、不能从日常活动获得快乐。此外，精神分裂症患者还常出现认知症状、攻击敌意、焦虑抑郁。

睡眠与精神分裂症的关系

睡眠问题是精神分裂症患者的常见症状之一。有学者认为睡眠问题属于精神分裂症患者的继发性精神症状，患者的警惕性增加导致其日常睡眠 - 觉醒紊乱。精神分裂症患者急性发作期最常见的主诉为失眠，35%~80% 的精神分裂症患者存在失眠症状，患者常表现出入睡困难、入睡前或觉醒前出现幻觉，甚至彻夜难眠等情况。而长期的睡眠问题也会影响患者的治疗和康复，严重的睡眠障碍甚至会加重患者神经受损和认知功能障碍。

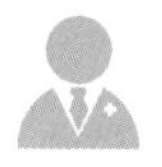

睡眠与进食障碍

什么是进食障碍

进食障碍是一种以进食行为异常和对食物与身材过度关注为

主要临床特征的综合征，常分为神经性厌食、神经性贪食和暴食障碍三类。

神经性厌食表现为对低体重的狂热追求和对肥胖的病态恐惧。患者为了达到对体重的极端目标，刻意减少热量摄入，严格限制食物的数量和种类，以青菜代饭，甚至青菜也要用水涮一下去掉油脂。有的患者为了减轻体重，强迫性地进行各种体力活动，甚至过度的体育锻炼。还有患者会滥用多种减肥药、饭后进行催吐，导致体重过低甚至营养不良。

与神经性厌食类似，神经性贪食患者也对体重过分关注，但神经性贪食患者会反复冲动性地摄入超大量食物，然后又采取催吐、服用减肥药、过度运动等措施减少体重。

暴食障碍患者也会反复出现暴食，常常狼吞虎咽，并不在乎食物的味道。患者一开始只追求进食的数量，会有满足感；但暴食后逐渐感到内疚痛苦，因罪恶感而停止暴食行为。与神经性贪食不同的是，暴食障碍患者没有催吐、过度锻炼等补偿行为。

睡眠与进食障碍的关系

长期暴食会使患者体重过高，甚至引起严重肥胖，导致患者通气不足，夜间出现睡眠呼吸暂停综合征，而白天疲倦嗜睡。

夜食症是一种以持续异常的夜间进食行为为特征的精神疾病。精神压力大、睡眠质量差常为夜食症的诱因。夜食症患者在晚餐后仍无饱腹感，并具有强烈的精神压力和摄食欲望，因此在入睡前常冲动性地进食大量食物以缓解压力。还有的患者能正常入睡，但在睡眠过程中觉醒，起床进食大量饼干、蛋糕或薯片等高碳水化合物食物，第二天可以清晰回忆起夜间过度进食的行为。尽管夜间进食可以缓解压力，但患者常因无法控制进食欲望而深感内疚，也因睡眠质量问题和体重增加问题而痛苦，导致早晨厌食，甚至严重影响日常工作和生活。

睡眠与物质使用所致障碍

什么是物质使用所致障碍

精神活性物质常指影响情绪行为、改变意识状态并可导致依赖的化学物质，主要包括香烟、酒及咖啡等社交性精神活性物质，麻醉药品、镇静催眠药等医疗处方药品，以及海洛因、大麻等法律禁止的精神活性物质（毒品）。

物质使用所致障碍常分为物质使用障碍与物质所致精神障碍。物质使用障碍常指使用者虽然明白使用精神活性物质的不良后果，但仍会反复滥用精神活性物质。由于长期用药导致身体对物质产生适应、耐受性增加，机体需要更大剂量的药物才能达到所需的生理和心理效果。当突然中断用药，使用者会出现恶心、呕吐、失眠、癫痫样发作等戒断症状。在戒断一段时间后，如果使用者再次接触到与用药相关的场景或人物，则容易唤起对精神活性物质的渴求，导致机体再次复吸，难以彻底戒断用药，给个人、家庭和社会造成严重危害。物质所致精神障碍是短暂的，但较为严重的精神病性障碍、双相障碍、抑郁障碍、焦虑障碍等会导致不可逆的认知功能障碍或人格障碍。

睡眠与物质使用所致障碍的关系

精神活性物质在滥用和戒断期间均会影响睡眠质量，导致入睡困难、睡眠连续性差及睡眠结构紊乱等。而长期反复使用精神活性物质会对中枢神经系统造成明显损害，导致滥用者出现严重的睡眠障碍。

不同精神活性物质对睡眠的影响不同。急性使用可卡因、甲基苯丙胺等兴奋性精神活性物质，会对中枢神经系统产生兴奋作用，引起患者焦虑兴奋、入睡困难、总睡眠时间减少。急性使用酒精、阿片类物质（如海洛因）等抑制性精神活性物质，可能会使机体更容易入睡、睡眠潜伏期缩短，但睡眠深度不足、睡眠片段化、睡眠效率降低。

同一种精神活性物质在滥用和戒断期间对睡眠的影响也不同。阿片类物质在滥用时对机体有催眠作用，但在戒断时期则会引起入睡困难、易觉醒，快动眼睡眠的潜伏期延长，快动眼睡眠时间和慢波睡眠时间减少。

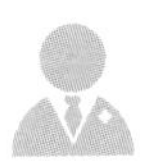

睡眠与其他精神疾病

神经发育障碍

婴幼儿时期是神经发育的关键时期，神经系统十分脆弱，易受先天遗传因素以及感染、药物、孕妇妊娠期疾病和分娩并发症等各种外界因素的影响而遭到损害，最终导致神经发育障碍。婴幼儿常表现为智力异常、感知障碍、社交功能下降、情绪和行为异常以及思维障碍等症状。常见的神经发育障碍包括智力发育障碍、孤独症谱系障碍、注意缺陷多动障碍、对立违抗障碍、品行障碍、儿童交流障碍、特定学习障碍、抽动障碍、运动障碍等。不同类型神经发育障碍患儿的睡眠障碍症状表现不同。

智力发育障碍患儿由于表达和理解困难，其对睡眠环境和睡眠需求的要求上存在困难，智力障碍越严重，儿童的睡眠问题就越严重，85% 的重度智力发育障碍儿童存在睡眠障碍。此外，存在智力障碍的多种神经发育综合征患儿常伴有上下颌发育不全和软组织肥大等颅面异常，导致患儿上呼吸道阻塞，出现睡眠呼吸障碍。

孤独症谱系障碍是一种以社会交流障碍和重复刻板行为为主要特征的神经发育障碍。患儿常常缺乏社交需求和社交技巧，言语交流和非言语交流均困难，兴趣狭窄、反复重复同一件事情，如走同一条路、反复开门、看规律性转动的物品等。睡眠紊乱在孤独症谱系障碍儿童中十分常见，我国的一项研究发现 70.0%~83.9% 的患儿存在睡眠问题。患儿家长报告的睡眠问题主要包括睡眠节律紊乱、睡眠启动困难、入睡延迟、觉醒频繁、睡眠总时长缩短以及早醒等。由于刻板重复的行为模式，患儿的就寝习惯也较为异常，易出现异态睡眠。

注意缺陷多动障碍是一种以注意力不集中、行为多动和冲动为核心症状的神经发育障碍。患儿的周期性肢体运动增多，可能导致睡眠过程的无目的性运动增多、易觉醒、睡眠片断化。睡眠问题不仅会加重患儿的日间症状，还会使其行为功能复杂化。

双相障碍

双相障碍是一种既有躁狂发作（或轻躁狂发作）又有抑郁发作，或抑郁和躁狂混合发作的精神障碍。患者在躁狂发作时，自觉精力充沛、浑身有使不完的力气、不知疲倦；睡眠问题主要表现为睡眠需求少、入睡困难。患者在抑郁发作时，表现为疲惫乏力、情绪低落、悲观绝望，自感一切都不如人，将所有过错归咎于自己，对任何事都提不起兴趣等；睡眠问题主要表现为比平时早醒 2~3 小时、醒后不能再入睡，但白天昏昏欲睡、疲惫乏力，少数患者表现为睡眠总时间增多。

双相障碍患者的睡眠问题与其病程变化密切相关。

成瘾行为所致障碍

除了毒品、酒精等精神活性物质使用会导致成瘾，某些行为也会演变为成瘾。成瘾行为所致障碍常指个体尽管明白有些活动的不良后果，但仍会冲动、反复进行这些活动，对个体的学习、生活和工作产生严重危害，包括赌博障碍、游戏障碍、购物成瘾、性瘾、智能手机使用成瘾、互联网使用成瘾等。

- 赌博障碍患者表现为反复发作的失控性赌博行为，赌博优先于生活中的其他事物，使家庭工作受到严重影响。
- 游戏障碍患者表现为不顾一切地持续或反复使用电子游戏，无法正常学习和工作。
- 购物成瘾患者表现出对购物的极端关注和强烈渴望，冲动性购买本不需要的商品，即使因购物而负债累累也要继续超支购物。

- 性瘾患者常出现持续无法控制的强烈性冲动以及不顾一切后果的性接触。
- 智能手机使用成瘾患者主要表现出对手机痴迷，无法减少或停止过度使用手机，关掉手机则会感到焦虑不安等。
- 互联网使用成瘾常指由于反复使用互联网而导致慢性痴迷状态、冲动性重复使用欲望以及紧张情绪。

成瘾行为所致障碍患者即使知道不良后果，也会沉迷其中，甚至不分昼夜地完成这些活动，导致睡眠节律紊乱，晚上不睡、白天犯困，严重影响日间正常的学习和工作。而电子设备的蓝光有促进觉醒、抑制睡眠的作用，因此，长期在睡前使用电子设备会引起入睡困难、睡眠效率降低。

第五章

睡眠与神经系统疾病

睡觉并不是一个简单的事情，睡不着、睡不醒、睡不好等不同程度的睡眠问题都反映了大脑和身体的健康状况。随着年龄的自然增长，我们的睡眠结构都会发生一定程度的改变，这是衰老的正常表现，但也往往易被忽视，尤其是某些个别变化会导致潜在病理状态或神经退行性疾病的发生。可以说，睡眠问题是很多神经系统疾病的先兆。

睡眠调控中枢位于下丘脑、松果体和脑干，呼吸的调节中枢位于脑桥和延髓，上呼吸道肌张力的调控也与脑神经相关。这些脑区的结构和功能一旦出现异常，就会引发不同程度的睡眠障碍，如下丘脑－垂体－肾上腺素轴既参与了睡眠障碍的发生，也与神经递质功能失调有关。研究证实，神经递质、激素和免疫因子等物质在特定的神经中枢调控下，维持机体内环境的稳态，从而保证睡眠－觉醒系统的正常运行；一旦神经系统受到疾病的困扰，就会导致脑内相关神经递质的异常，进而引起睡眠节律紊乱等睡眠异常；而睡眠节律紊乱也可以反之进一步引起脑组织神经递质代谢和自主神经功能紊乱，形成恶性循环。睡眠过程下，大脑皮质和皮质下灰质结构参与觉醒的调控，异常觉醒会引起睡眠结构紊乱，进而影响日间功能，皮质和皮质下灰质异常同步放电可能引起癫痫发作。良好的睡眠有助于神经细胞功能的恢复，还可增加神经细胞间的联系。

阿尔茨海默病、帕金森综合征、脑卒中、癫痫等不同神经系统疾病患者常以睡眠障碍为主诉到医院就诊，患有神经系统疾病也易增加睡眠障碍的患病风险。许多神经系统疾病在睡眠状态下加重，甚至仅在睡眠或特定睡眠时才出现，有望成为这些疾病的早期生物学标记。睡眠障碍亦可加重中枢神经系统病变，进而影响人正常的认知、行为和情绪表现。因此，有必要充分了解睡眠与神经系统疾病之间的关系，以期为相关疾病治疗提供新的策略和靶点。

睡眠与阿尔茨海默病

痴呆是一组病因与病理机制复杂的以大脑广泛性病理改变为基础的脑疾病，其核心症状为认知功能存在不同性质和不同程度的损伤，进而导致患者诸多功能下降。阿尔茨海默病（Alzheimer's disease，AD）是最常见的一种痴呆症，由德国医生阿尔茨海默在1906年发现，俗称老年痴呆症。AD发病早期的主要症状为记忆力明显下降，患者随着病情发展逐渐丧失日常生活能力，并伴有不同程度的精神症状和行为障碍，病情呈进行性发展，到疾病晚期常出现吞咽困难、卧床不起等症状，发病十年左右，常因感染等并发症发生死亡。据统计，在欧美国家，65岁以上老年人中AD发病率为5%，85岁以上人群发病率达到30%以上。全球目前约有AD患者5000万，其中我国约有1000万。随着人口老龄化的不断发展，到2050年，全球约有AD患者1.3亿。1953—2021年，我国65岁及以上人口从2632万增至2亿，人口占比从4.4%突破至14.2%，这标志着中国正式进入老龄社会。在此背景下，通过解析以AD为代表的痴呆症发病机制，进而开发有效的治疗手段，将有助于增进老年人的健康和福祉。

在考虑睡眠问题之前，我们需要对AD复杂的发病机制有所了解。AD分为散发性（sporadic AD，SAD）和家族性（familiar

AD，FAD）两种。其中，家族性 AD 是指家族中连续两代或以上、至少两位一级亲属患有 AD，约占所有 AD 总数的 5%。在此，我们重点介绍散发性 AD 的发病机制。AD 病理变化复杂多样，患者普遍存在神经元丢失、突触障碍、胞外 β- 淀粉样蛋白（amyloid β-protein，Aβ）沉积形成淀粉样斑块、异常磷酸化 Tau 蛋白形成胞内神经元纤维缠结等。目前尚无法完全解释各种病理变化出现的原因，其发病机制也仍不明确。随着研究的不断深入，当前研究提出了 ATN 研究框架，其中 A、T 和 N 分别代表 Aβ、Tau 和神经变性生物标志物。大脑中 Aβ 和 Tau 沉积物（A+T）的存在定义了 AD 的病理变化。近 30 多年来，该模型一直是 AD 发病机制的主要假说，也是药物开发的指导性原则，通过选择性结合以中和和消除可溶性、有害的 Aβ 沉积，被认为有助于减缓或阻滞 AD 中的神经退行性过程。这个假说隐含地假设了一个确定性的因果模型，即细胞外 Aβ 沉积是诱发事件，然后过度磷酸化的 Tau 蛋白在细胞内聚集，进而引起突触功能障碍、神经退行性改变和认知功能受损，最后是痴呆症的发生。AD 的危险因素有很多，除了年龄因素，携带 APOEε4 等位基因也是高危因素之一。有研究表明，AD 的患病风险 60%~80% 来自遗传因素，其中最常见的便是 APOEε4 等位基因。全基因组关联研究显示，APOEε4 等位基因预计可增加 3~4 倍的 AD 患病风险。

良好的睡眠对躯体、认知和心理健康都至关重要。睡眠问题是老年化的特征之一，有研究报告约 50% 的老年人存在至少一种睡眠问题。随着年龄的增长，常见的睡眠问题包括失眠、睡眠效率降低、睡眠碎片化、睡眠呼吸障碍、昼夜节律紊乱等。值得注意的是，慢波睡眠的比例与年龄显著负相关。越来越多的证据表明，睡眠障碍是 AD 的重要风险因素。本章将以 AD 为例，探讨睡眠问题与痴呆之间的相关联系。

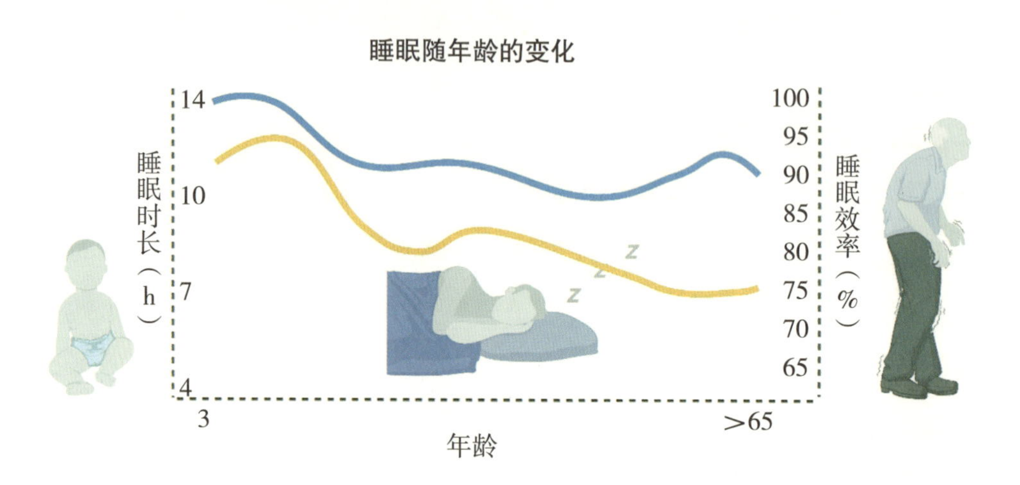

在 AD 患者中，睡眠症状的发病可能早于认知症状，因此睡眠障碍可能是痴呆和 Aβ 病理学的早期指标。有研究报道超过 45% 的 AD 患者都存在不同程度的睡眠障碍，另一项独立研究报道有超过 65% 的 AD 或轻度认知障碍（MCI）患者存在睡眠障碍。这种紊乱的睡眠模式常导致患者在傍晚和夜间行为恶化、混乱和激越，被称为"日落现象"。在这些睡眠问题中，有荟萃分析表示 OSA 是与 AD 发生风险升高最相关的睡眠问题。同时，OSA 也可能是老年人群中发生 MCI 和痴呆的危险因素，易引发注意力、情景记忆、工作记忆和执行功能在内的许多方面的认知功能障碍。需要注意的是，在对 AD 患者进行睡眠状况调查时，尽管基于睡眠日记的睡眠监测具有成本低廉和可用于大样本检查等优势，但 AD 患者多为老年人且认知功能受损，这些都可能会对睡眠监测的可信度和准确性产生不利影响。一项研究报道，即使是 AD 早期患者也可能无法有效地评估自己的睡眠质量。多导睡眠图（polysomnography，

PSG）是客观描绘睡眠时长和结构的金标准，最新的一项包含 24 项 PSG 研究的荟萃分析显示，与健康的老年人相比，AD 患者的总睡眠时间、睡眠效率、慢波睡眠和快动眼睡眠的比例显著减少，睡眠潜伏期、夜间清醒次数都显著增加。

多项神经影像学研究证实，在无认知障碍的睡眠患者中，海马、楔前叶、杏仁核和扣带回脑区的灰质体积较低，这些受睡眠影响的脑区与 AD 患者的易损区域是一致的。此外，睡眠质量差与较高的皮质萎缩率显著相关。另一项在 1683 名认知正常的失眠患者中进行的研究发现，失眠患者的执行功能比非失眠患者更差，且左侧尾状核体积更大。同时，失眠与灰质体积之间的关联受 APOEε4 基因的调节，APOEε4 携带者的大脑结构更易受到失眠影响。

通过小鼠的颅窗观察实验，研究人员利用荧光示踪剂发现脑脊液在大脑中循环，与间质液进行交换，并去除间质液中包括 Aβ 在内的溶质。脑脊液和血液代谢通常以昼夜节律的方式进行调节，因此 Aβ 水平在一天内会发生周期性波动；进一步的研究证明间质液中的 $Aβ_{42}$ 水平与动物清醒的时间显著相关，并且与睡眠时间特别是非快动眼睡眠呈负相关。此外，急性和慢性睡眠剥夺会加重 AD 小鼠的学习记忆障碍，并增强皮层 Aβ 和 Tau 蛋白的累积。调控睡眠相关脑区的 Aβ 和 Tau 蛋白的异常累积也会引起睡眠问题。在对不同年龄小鼠进行脑电图记录后，研究人员发现在淀粉样斑块开始形成或 Tau 蛋白开始聚集的时候，睡眠结构也发生了变化。在某些情况下，睡眠异常可通过 Aβ 免疫疗法改善，这也证实了 Aβ 的致病作用。

由此可见，良好规律的睡眠有助于大脑中的物质和能量代谢、清除大脑中的废物。临床研究证实，过长或过短的睡眠都与老年人的认知功能下降和较高的死亡风险显著相关。人体睡眠状态与大脑中 Aβ 的沉积过程密切相关，即使一夜的睡眠剥夺也足以引起大脑中 Aβ 水平的显著改变。同时，一项前瞻性研究表明，夜间睡眠碎片化会加剧 APOEε4 对痴呆风险、淀粉样斑块负荷和 Tau 病理学的影响。

睡眠不足也会通过多种方式影响我们的认知功能。一项荟萃分析报告称，有睡眠问题的个体出现 AD 或认知障碍的风险比睡眠正常的人高出 1.68 倍。另一项为期 40 年的纳入 149 万人的回顾性队列研究发现，睡眠障碍患者患痴呆的风险增加了 17%、OSA 增加了 13% 的痴呆风险，在诊断睡眠障碍的 5 年内，患痴呆的风险增加了 35%。

其中，我们需要强调慢波睡眠的重要性。在非快动眼睡眠期间，大脑在局部高度同步并自发地在脑电图上产生慢波，慢波睡眠在睡眠的恢复特性中发挥着重要作用，尤其对于学习和记忆巩固的突触可塑性至关重要。越来越多的证据表明，非快动眼睡眠减少会促进 Aβ 积累。内侧前额叶皮层脑区内的 Aβ 沉积与非快动眼睡眠中慢波活动减少的严重程度显著相关，且非快动眼睡眠中的慢波活动减少与夜间记忆巩固受损和海马 - 新皮层记忆转换受损进一步相关。因此，非快动眼睡眠中的慢波活动减少可作为中介因素，调节内侧前额叶皮层脑区中 Aβ 沉积与海马依赖性记忆巩固受损之间的关系。慢波睡眠的异常与更高的 Aβ 水平显著相关，其内在机制可能是由于神经元活动的相对增加、Aβ 的释放增加、清除率降低，最终导致 Aβ 水平显著升高。慢波睡眠的异常也同样与早期阿尔茨海默病阶段脑脊液中 $Aβ_{42}$ 水平、Tau 病理表现和认知障碍的增加有关。

神经元通过形态发生（包括轴突和树突的延伸与分支）与其他神经元建立功能连接。在体内，自噬对神经元具有保护作用，可以增强神经元的存活和可塑性，从而增强认知功能。巨噬/自噬缺陷诱导细胞内MAPT/Tau蛋白积累，这是AD的标志病理学特征。在哺乳动物中，调节自噬的信号通路主要有两种：Bcl-2-Beclin 1信号通路和PI3K-mTOR信号通路，其中前者激活自噬、后者抑制自噬。研究发现在AD患者的患病早期，Beclin 1在AD相关脑区中的水平降低。还有研究发现小鼠中Beclin 1的基因敲除可显著降低神经元自噬水平并引发神经变性和溶酶体破坏。在表达人类淀粉样前体蛋白的转基因AD模型小鼠中，Beclin 1表达的基因表达降低会增加神经元内Aβ的积累和神经变性，并导致小胶质细胞异常。通过在小鼠体内注入表达Beclin 1的慢病毒载体，可减少小鼠细胞内和细胞外淀粉样蛋白沉积。同时，动物研究发现睡眠剥夺也可显著降低大鼠的Beclin 1水平，即使是5天的睡眠片段化也足以在纹状体和海马体中导致自噬失调，这提示自噬失调可能是睡眠障碍引起大脑向AD发生病理变化并产生功能障碍的主要原因。

小胶质细胞是中枢神经系统中一类常见的免疫细胞，它可以寻找并破坏可能在大脑里积聚的Aβ。许多研究都发现在人类和具有Aβ沉积的AD模型小鼠中，小胶质细胞在淀粉样斑块附近被激活。进一步研究表明，髓系细胞2中表达触发受体（triggering receptor expressed on myeloid cells 2，TREM2）在脑内主要参与调节小胶质细胞对凋亡细胞的内吞作用，同时抑制脑内炎症反应。TREM2表达降低会加速Aβ和p-Tau蛋白的累积，但也有研究发现TREM2在AD发病早期对Aβ沉积有保护作用；随着疾病发展，

TREM2 依赖性的小胶质细胞增生会加速 Tau 的扩散。小胶质细胞具有昼夜节律，因此它对 Aβ 的清除代谢也同样具有节律，如果小神经胶质细胞的节律被破坏，Aβ 的代谢自然受到巨大影响，从而易引起异常累积，但未来仍需更详细的研究来确定睡眠如何影响 AD 中的小胶质细胞功能。

路易小体痴呆（dementia with Lewy bodies，DLB）是除了 AD 外另一常见的神经变性痴呆，大约 80%的 DLB 患者有快动眼睡眠行为障碍，且快动眼睡眠行为障碍通常早于 DLB 的其他核心特征数年甚至几十年出现。在 DLB 患者中同样常见睡眠呼吸障碍症状，据报道有 35%~60% 的患者都存在不同程度的睡眠呼吸障碍。

总而言之，睡眠与痴呆是相互影响的，睡眠问题可引起大脑中 Aβ 和 Tau 蛋白的异常累积，进而引起 AD 的发生发展，导致不同程度的认知损伤；反过来，痴呆患者的神经退行性症状又会加重睡眠问题。因此，关注睡眠问题、提升睡眠质量，有助于预测、预防和延缓 AD 及其他痴呆疾病。

睡眠与帕金森综合征

帕金森综合征是一种进行性神经系统疾病，是全球第二大神经退行性疾病。据估计，到 2030 年，中国帕金森综合征患者总数将接近全球病患数的一半。帕金森综合征主要影响运动神经系统，患者早期最明显的症状为颤抖、肢体僵硬、运动功能减退和步态异常，随着疾病的不断发展，常发生认知障碍。同时，也可能伴有其他症状，如知觉、睡眠和情绪问题。帕金森综合征患者可以在病程中的任何阶段出现睡眠障碍，并且睡眠障碍的程度随疾病进展逐渐加重，关于帕金森综合征患者睡眠障碍的患病率数据并不一致，为 40%~98%。尽管帕金森综合征患者的睡眠障碍在临床上很多见，但却易被忽视。

帕金森综合征患者最常见的睡眠障碍主要有日间过度嗜睡、失眠、睡眠呼吸障碍、周期性肢体运动障碍、不宁腿综合征和夜尿等。其中，失眠是帕金森综合征常见的睡眠障碍类型，发生率为 30.0%~86.8%，通常表现为入睡困难、夜间频繁觉醒及早醒。影响其出现失眠症状的常见因素主要有性别、病程、抑郁焦虑、药物使用、夜间运动症状、精神症状、夜尿、疼痛、肌张力障碍以及内源性昼夜节律紊乱等。

由于帕金森综合征患者睡眠障碍的多种临床表现和潜在的病理机制并不相同，显然需要根据主要的临床症状和特定睡眠诊断单独定制治疗。在临床上，有时会使用喹硫平进行治疗，在非常严重的失眠症患者中使用氯氮平。褪黑素治疗并不特别适用于帕金森综合征的失眠症，但通常用于快动眼睡眠行为障碍治疗。需要注意的是，用于治疗帕金森综合征的药物，尤其是多巴胺激动剂，可能导致日间过度嗜睡。未经药物治疗的帕金森综合征患者

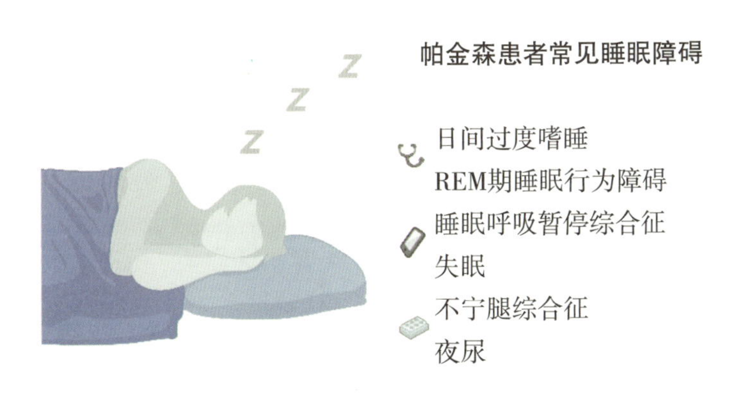

的睡眠量表评分低于对照组，且应用多导睡眠图检测后，帕金森综合征患者的睡眠结构发生改变——非快动眼睡眠Ⅲ期和快动眼睡眠减少，睡眠潜伏期和睡眠碎片化增加。服用左旋多巴可改善帕金森综合征患者的睡眠效率，降低睡眠潜伏期和睡眠碎片化，同时帕金森病睡眠量表评分也有所改善；但无法改善非快动眼睡眠Ⅲ期和快动眼睡眠时长。关于睡眠相关呼吸障碍的治疗，目前仍然存在一些争议。如果睡眠呼吸暂停是中度或重度，可以指导帕金森综合征患者进行正压通气治疗。然而，这种治疗对改善睡眠结构或白天嗜睡的反应不如没有帕金森综合征的患者明确。同时，帕金森综合征患者往往存在运动障碍，这会使患者难以操作正压通气设备。对于帕金森综合征患者的昼夜节律紊乱的治疗，光疗法对帕金森综合征患者的睡眠、情绪和其他非运动症状均有有益影响。

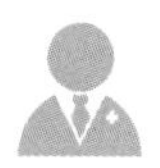

睡眠与脑卒中

脑卒中俗称“中风”，是由脑血管突然破裂或阻塞导致血液不能流入大脑而引起脑组织损伤的急性脑血管疾病。脑卒中是最常见的神经系统疾病之一，任何人都存在发生脑卒中的风险。《全国第三次死因回顾抽样调查报告》显示，脑血管病目前已跃升为国民死亡原因之首，其中脑卒中是单病种致残率最高的疾病。在我国，脑卒中死亡率逐年上升，发病也趋于年轻化，45 岁以下人群的发病率已经超过总发病率的 10%。

有研究发现，失眠人群患高血压的风险比正常人高 3.8~5.1

倍，患糖尿病的风险较正常睡眠者高 1.8 倍，脑卒中的发生率较正常者增加 2 倍，其中高血压与糖尿病均是脑卒中发生的高危因素。大规模流行病学研究显示，打鼾是缺血性脑卒中的独立危险因素，睡眠呼吸障碍可以显著增加脑卒中的发病率、复发率和致死率。一项关于无创性正压通气治疗睡眠呼吸暂停的研究提示，正压通气治疗可显著降低非致死性心肌梗死、脑卒中、需血运重建的急性冠脉综合征和致死性心血管事件的发生。一项前瞻性研究发现，快动眼睡眠行为障碍患者患脑卒中的风险较正常对照显著增高。

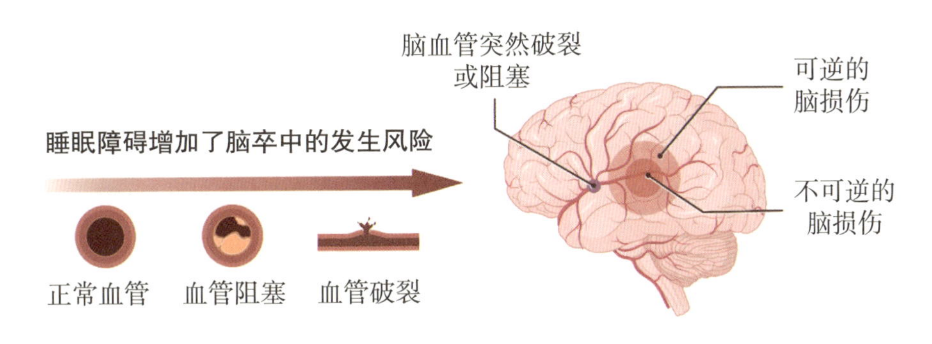

脑卒中发生后，由于脑细胞发生不可逆转的损伤，患者出现睡眠障碍的风险增加，其中常见的睡眠障碍包括失眠、睡眠相关呼吸障碍、昼夜节律紊乱和睡眠相关运动障碍等，严重影响脑卒中患者的神经功能恢复和身心健康，并可导致脑卒中复发和高血压等疾病发生。脑卒中患者的睡眠障碍还与社会、心理因素紧密相关，患者发生脑卒中后易出现肢体瘫痪及言语障碍，失去自理能力，给家庭造成沉重负担，易产生焦虑抑郁心理，从而影响其睡眠状态。

我们应该重视脑卒中患者的睡眠情况，多为患者提供良好的睡眠环境，轻度睡眠障碍的脑卒中患者应及时进行认知行为治疗，并适当进行康复锻炼；脑卒中合并睡眠呼吸障碍的患者应及时进行正压通气治疗；对患有严重睡眠障碍的脑卒中患者，应恰当给予药物治疗，以改善患者睡眠情况。

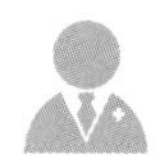

睡眠与癫痫

癫痫是一种慢性脑疾病，其特征是神经元过度同步的兴奋性放电和反复的癫痫发作。癫痫发作间期，癫痫样放电和癫痫发作可能在 24 小时的睡眠 – 觉醒周期内的任何时间发生。其中，大多数癫痫发作以夜间或昼夜模式发生，几种形式的癫痫主要或仅在睡眠期间表现出来，且往往出现在非快动眼睡眠中。

正常的大脑需要在清醒和睡眠间进行不断转化，由于睡眠与癫痫之间复杂的交互相关性，癫痫患者中常见睡眠障碍，多项研究表明有 7.5%~45% 的癫痫患者出现完全由睡眠或至少 90% 由睡眠引起的癫痫发作。已有研究证明，睡眠剥夺可激活发作间期癫痫样放电，而与睡眠持续时间或深度无关；癫痫样放电和抗癫痫药物可能反过来对睡眠产生不利影响。共病睡眠障碍也有可能使癫痫控制恶化，且睡眠与癫痫猝死有重要关联。

记录睡眠期间的脑电图有助于检测大脑癫痫样活动，癫痫样放电最有可能在非快动眼睡眠Ⅲ期被检测到。非快动眼睡眠的特点是丘脑皮质通路的超同步化，非快动眼睡眠Ⅲ期导致发作间期癫痫样放电的激活；而快动眼睡眠是一种去同步的脑电状态，可抑制丘脑皮层同步并减少大脑半球间冲动。因此，非快动眼睡眠可能是癫痫发作促进剂，快动眼睡眠可能是癫痫发作保护剂。与清醒状态相比，快动眼睡眠可以预防癫痫发作。

此外，癫痫发作扰乱了睡眠-觉醒周期，导致患者的睡眠结构被破坏，尤其是睡眠中发生癫痫会导致睡眠碎片化、快动眼睡眠减少并增加非快动眼睡眠中 N1 期睡眠，导致总睡眠时长减少、觉醒时间增长。其他睡眠宏观结构的改变包括入睡潜伏期延长、入睡后觉醒次数和持续时间增加、睡眠效率降低、k 复合波和睡眠纺锤波减少或异常、快动眼睡眠减少。同时，癫痫患者中常出现微觉醒的显著增加。

癫痫是睡眠障碍的独立危险因素，即便控制良好的癫痫患者其睡眠障碍的发生率仍为 15%~30%，远高于正常人群的 2%~4%。失眠是癫痫患者最常见的睡眠障碍。癫痫成人失眠的患病率为 36%~74%，而中度至重度失眠症状的患病率约为 15%~51%。癫痫患者睡眠质量差与癫痫发作频率、疲劳、白天嗜睡和抑郁有关。某些癫痫可于夜间睡眠期间发作，造成第二天日间发作后嗜睡。此外，抗癫痫药物也对睡眠产生多重影响，抗癫痫药可以改变睡眠结构，导致嗜睡或失眠，同时合并日间睡眠过多。

研究表明，难治性癫痫患者的阻塞性睡眠呼吸暂停患病率约为 30%，而儿童癫痫患者的阻塞性睡眠呼吸暂停患病率为 30%~60%。阻塞性睡眠呼吸暂停的危险因素包括年龄较大、肥胖、局灶性癫痫发作和癫痫病程长等，一方面，癫痫可以导致调节呼吸及控制上气道张力的神经元功能紊乱；另一方面，抗癫痫药物可导致体重增加、上气道肌肉张力降低。特别是癫痫发作期间，由于呼吸中枢神经元功能障碍及上气道肌肉失去张力，可直接导致呼吸暂停、引发猝死。

不同类型的药物，包括镇静催眠药、抗抑郁药和酸性神经鞘磷脂酶，已被用于控制癫痫患者的失眠。苯二氮䓬类药物可用于开始和维持睡眠困难的患者，同时可能具有抗癫痫作用；但长期使用会导致药物依赖和滥用，并引起睡眠结构紊乱。有研究在生酮饮食治疗后观察到难治性癫痫儿童患者总睡眠显著减少、快动眼睡眠和慢波睡眠增加，并与生活质量改善呈正相关。中草药可能对癫痫有治疗作用，并有助于改善睡眠质量，但其有效成分和药理机制仍有待进一步研究。

睡眠与神经肌肉疾病

神经肌肉疾病是一类以运动单位受损、运动耐力下降、肌力减退为主要表现的中枢及周围神经疾病，主要累及下运动神经元，如脊髓前角、神经根、周围神经、神经肌肉接头及肌肉。几乎所有的神经变性病和神经肌肉疾病（如重症肌无力）都常见阻塞性睡眠呼吸暂停和其他类型的睡眠呼吸障碍；反过来，睡眠呼吸障碍会加剧神经系统缺氧，导致疾病恶化甚至造成呼吸衰竭和猝死。对于这一部分睡眠呼吸障碍患者，治疗目标是缓解日间过度嗜睡、改善认知损害、恢复正常夜间肺通气和睡眠结构。通过早期给予患者无创性正压通气治疗，可显著改善预后、提高生活质量。需要注意的是，正压通气治疗作为仅可改善睡眠症状的手段，并不能延缓神经肌肉疾病的进展，随着患者发病加重、呼吸肌肌力下降，须动态调整治疗压力，确保有效的压力输出，避免患者出现呼吸衰竭等不良事件。

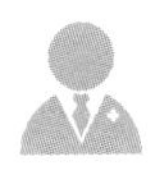

睡眠与其他神经疾病

除前述神经系统疾病外，还有许多神经系统疾病与睡眠相关。如肌萎缩侧索硬化是一种常见的神经系统变性疾病，临床表现以肌无力、肌萎缩等较为常见，患病人群以男性多见。有近半的肌萎缩侧索硬化患者可在疾病早期出现睡眠障碍，主要表现为阻塞性和中枢性睡眠呼吸暂停综合征，并常伴有夜间血氧饱和度下降。

第六章

睡眠与心血管系统疾病

睡眠是生物体赖以生存必不可少的生命过程，睡眠质量直接影响心血管系统、免疫和内分泌系统等的生理功能，对内环境稳态的维持至关重要。近年来，随着生活节奏的加快和社会压力的增加，睡眠障碍的发生率日益升高，由睡眠问题引起的躯体疾病尤其是心血管系统疾病随之增多，严重影响公众健康。研究表明，睡眠障碍是心血管疾病的独立风险因素，也就是说，其不受年龄、地域及性别等因素的限制，只要有睡眠障碍，就有发生心血管疾病的危险。因此，深入了解睡眠与心血管系统疾病的关系，有助于我们采取干预策略以降低心血管病的发生率。

流行病学调查

失眠与心血管疾病关系密切。慢性失眠后，心血管病的发生率显著增加且多数心血管疾病患者伴发睡眠问题。有研究表明，失眠后发生心血管疾病的风险增加 1.5~3.9 倍，与吸烟、糖尿病和肥胖导致的心血管疾病风险相当。失眠障碍临床表现主要为入睡困难、睡眠维持困难、早醒及睡眠质量下降等，研究提示，失眠障碍的临床表现形式与急性心肌梗死、心衰等心血管疾病的发生呈症状依赖性增加，即失眠症状的表现形式越多，心梗和心衰等心血管疾病的发生风险越大。此外，失眠患者对高血压、高脂血症、代谢综合征等心血管疾病危险因素的易感性也增高。因此，有学者认为失眠可看作是心血管疾病前驱期的一个表现，出现失眠症状后应警惕心血管疾病的发生。

在不伴随主观的睡眠问题时，客观的睡眠时间与心血管疾病的发生发展之间也存在密切联系。在过去的50年，人类平均睡眠时间缩短了1.5~2个小时，约有30%的人每天睡眠时间不足6小时，短睡眠时间预示着冠心病、高血压等心血管疾病的发生风险急剧增高。此外，长睡眠时间、白天嗜睡甚至长于1小时的午睡也是促使心血管疾病发生或导致不良结局的危险因素。但也有观点认为失眠或睡眠时间本身不足以引起心血管疾病，只有在失眠伴客观睡眠时间缩短时才会促进心血管疾病的发生和死亡，二者单独存在不会增加心血管疾病的风险。综上可见，失眠伴客观睡眠时间缩短是失眠障碍中最严重的表型，对心血管系统的影响最大。

睡眠与冠心病

目前，几乎所有的研究都认为睡眠不足可导致冠心病风险增加，不统一之处在于到底能增加多少。此外，还有研究发现睡眠不足会使冠脉钙化加重，除睡眠时间外，睡眠质量也与冠心病密切相关；睡眠不足还会增加糖尿病、肥胖、代谢综合征的风险，这些疾病再作用于心血管产生不良影响。

在慢波睡眠时，心率和冠脉血流有轻微下降，冠脉血管阻力增高。当冠脉严重狭窄时，其血流呈阶段性降低，并随着心率的变化而波动。只有8%~10%的心绞痛发生在夜间睡眠时，且主要发生在快动眼睡眠期内，其间交感神经兴奋使心率加快、血压升高，导致狭窄的冠状动脉远端灌注不足。相反，变异型心绞痛患者的心肌缺血发作经常是在夜间，与心率增加无关，而与快动眼睡眠期中的冠状动脉痉挛有关。因此，对冠心病患者来说，平卧位冠脉回流增加、纤维蛋白溶解系统和血栓形成系统调节异常、血氧饱和度降低和慢波睡眠中的低血压都可以增加左心室舒张末压和容积，这些都可能增加心血管疾病急症的发生率。

睡眠与心力衰竭

在睡眠时，中枢神经系统对心血管活动的整合通常表现为特定形式的反应。心血管疾病患者的睡眠高度紊乱，容易被唤醒。在睡眠中，其呼吸被显著抑制，由于呼吸中枢的供血不足，通常表现为潮式呼吸（又称陈－施呼吸，呼吸由浅慢逐渐加快加深，达高潮后又逐渐变浅变慢，暂停数秒之后，又出现上述状态的呼吸，如此周而复始），这些改变导致心脏功能受损。左心衰患者常常在夜间入睡后 1~2 小时突感胸闷气急而被迫坐起（阵发性夜间呼吸困难）。心衰患者的交感神经活动增强与死亡率的增高有高度相关性。最近一些资料表明，QT 间期延长是心衰患者发生心律失常的一个征兆，研究睡眠对 QT 离散度的影响可为心衰患者提供重要的治疗时机。此外，即使在健康受试者中，仅 1 个晚上的睡眠剥夺就可在超声心动图中观察到左室舒张功能与左房舒张早期应变率的下降。

睡眠与心律失常

在慢波睡眠时，迷走神经的张力亢进，若慢波睡眠减少，对原有心动过缓的人来说可能会导致心跳更加缓慢甚至停搏，或因心跳缓慢发生长 QT 间期综合征，导致室性心动过速。甚至在健康受试者中，仅 1 个晚上的睡眠剥夺就可以观察到 QT 间期较正常睡眠后延长，且心房内与心房间的电 – 机械延迟增加，很可能会增加房颤的风险。而快动眼睡眠的次数增加会增加心血管疾病患者心血管事件的发生。有研究表明，人在快动眼睡眠期间猝死的发生率比清醒状态高 20%，这是由于在快动眼睡眠期间，交感神经活性一过性增高，容易诱发各种快速性心律失常。此外，人体从睡眠到觉醒的过程中，心电稳定性被突然打破，此时容易发生心律失常。在住院患者中，有研究发现睡眠频繁被打断与睡眠不足会显著增加室性心律失常与心脏性猝死的风险。

梦与心律失常的发生也有一定关系。一方面，在梦中发生的恐惧通常伴有心动过速、呼吸急促、出汗、血压骤升等自主神经功能紊乱的表现。一些学者认为，有 57% 的梦出现生气和恐惧的情绪，而这些情绪与清醒时心肌梗死和猝死的发生相关。因此，精神压力在一定程度上是猝死的急性危险因素，快动眼睡眠和梦可能促发致命性的心律失常。另一方面，心律失常也会影响人的

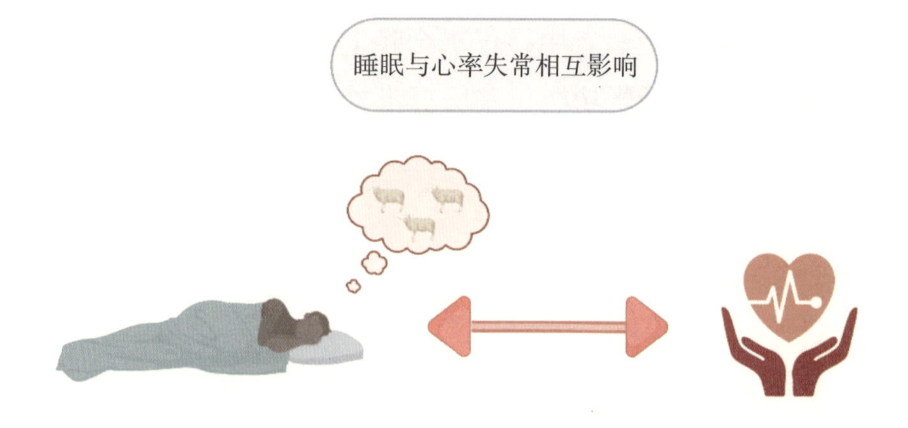

睡眠，心律失常的患者常有心慌、气短症状，可引起睡眠问题，如入睡困难、睡眠浅、多梦易醒。

睡眠与动脉粥样硬化

动脉粥样硬化是导致心脏病的常见原因。当人的睡眠遇到干扰时，骨髓的造血功能会增强，此时血液中的白细胞数量增加，进而诱发血管粥样硬化。在此情形下，已经患有动脉硬化疾病者就更容易发生斑块破裂，冠心病患者更易发生急性心肌梗死，脑动脉硬化患者更易出现急性脑出血。

睡眠不足使全身动脉粥样硬化斑块形成
的风险增加27%

睡眠不足还会导致心血管疾病患者呼吸功能失调。由于慢波睡眠期间呼吸减慢致血氧浓度下降，会刺激人体的化学感受器，引起心律增快、血管收缩。对于有冠脉狭窄的冠心病患者来说，睡眠失调伴随慢波睡眠与快动眼睡眠的交替规律被打破，交感神经的反复更多次、更快速地激活使冠状动脉收缩、冠脉狭窄程度加重或缺氧诱发冠脉痉挛，进而诱发各种心律失常。如果发生快

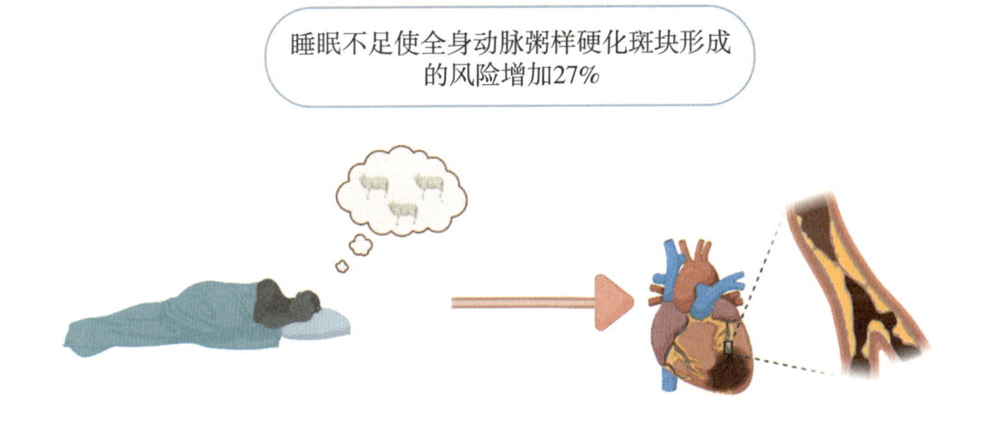

速性心律失常（如室性心动过速、心室扑动和心室颤动）则容易导致猝死。

睡眠与高血压

正常血压呈明显的昼夜波动，波动曲线类似长柄勺。血压在夜间 2—3 点处于最低谷，于凌晨急剧上升，白昼基本上处于相对较高的水平，多数人有双峰（上午 6 点—8 点和下午 4—6 点），下午 6 点后血压缓慢下降。高血压患者的昼夜波动曲线也与此相似，但整体水平较高，波动幅度也较大。现代治疗观点认为，良好的血压控制应该包括整个 24 小时内的血压，这样有助于保持正常的血压昼夜节律以及阻遏清晨血压急剧升高。β－受体阻滞剂使夜间血压下降较小；转换酶抑制剂使夜间血压下降较明显；钙拮抗剂或利尿剂使白昼与夜间血压下降程度大致相同，降压药对昼夜血压的不同降压作用在治疗时十分重要。

睡眠不足对血压也有影响。正常人的血压在夜间睡眠期间比白天明显要低。如果睡眠质量差，快动眼睡眠更多次地激活和增加可能导致夜间睡眠血压与白天基本持平，甚至可能高于白天血压，这说明没有充分地休息好会使血管处于收缩状态，从而影响重要器官的灌注、诱发动脉发生病变。对于心衰患者，睡眠欠佳会进一步加重缺氧，从而使缺血进一步加剧，引发危险。如果严重睡眠不足，还可引起人体的免疫机能下降，导致感染性疾病和其他一些免疫性疾病的发生率增大。

睡眠呼吸暂停患者在睡眠过程中常会反复出现呼吸停止，导致机体处于缺氧状态，呼吸紊乱指数可能在每小时 20 次及以上，容易被憋醒或发生高血压，同时也增加了心血管疾病的发生风险。即使没有睡眠呼吸暂停这类睡眠疾病，仅仅是睡眠时间减少也可以使高血压风险增加，睡眠时间越短，越容易患高血压。有研究认为，青少年睡眠不足会使高血压前期的风险升高 150%。在 35~55 岁人群的一项研究中，睡眠时间＜6 小时者相比睡眠 7 小时者患高血压的风险升高 56%；而如果睡眠时间＜5 小时，则高血压风险升高 94%。

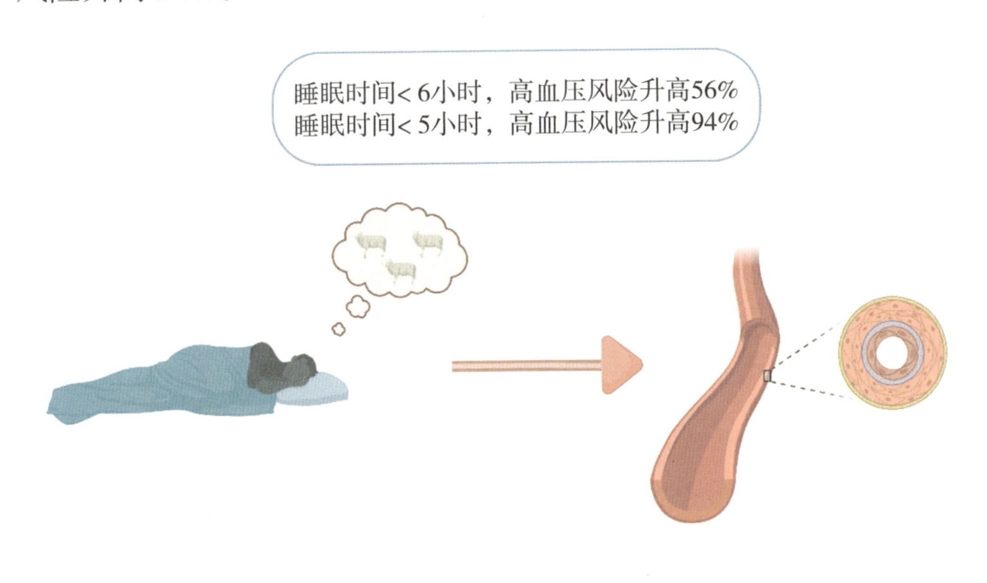

治疗措施

睡眠改善后，心血管疾病的发生率随之降低。适当的体育锻炼、科学的认知行为治疗等均有利于改善睡眠、降低心血管疾病的发生风险。体育锻炼可改善心血管病患者的心血管及睡眠问题。老年失眠患者接受 4 个月的认知行为治疗或太极拳锻炼后，不仅失眠症状明显改善，与心血管疾病相关的生物学指标（如血脂水平、炎症因子等）也显著降低，作用维持时间可达 1 年之久。生物反馈也是一种常用的行为治疗方式，可帮助患者调节生理机能、有效改善心率变异性、降低交感神经系统的活性并抑制炎症级联反应，发挥调节睡眠、改善心血管疾病的作用。

褪黑素由松果体分泌，具有调节生物节律的作用。研究显示，体内褪黑素水平可预示高血压性心肌病患者发展成心衰的可能性，体内褪黑素水平越低，将来发展为心衰的可能性越大，提示节律调节在心血管疾病发生发展中的重要作用，外源性补充褪黑素或许是延缓心血管疾病发展的重要手段。β 受体阻断剂在心血管疾病患者中广泛使用，其在治疗心血管疾病的同时，也可抑制夜间内源性褪黑素的分泌，引发睡眠问题，减弱治疗效果。联合给予 β 受体阻断剂和褪黑素，不仅可改善患者的睡眠问题，且具有心脏保护作用。

综上可知，睡眠与心血管疾病息息相关，研究两者之间的相互作用、探索睡眠障碍与心血管系统疾病的发病机制已成为目前临床研究的热点问题。保持健康睡眠对于预防和治疗心血管疾病至关重要，对心血管疾病患者的睡眠进行监测，以充分了解患者的夜间自主神经活动状态，有助于心血管事件的预防和疾病的治疗，降低猝死率。

第七章

睡眠与癌症

昼夜节律支配和调节我们许多的生理过程。研究表明，长期睡眠不好、昼夜节律紊乱会促进癌细胞的生长，其根本原因可能在于生物钟关键基因功能的异常导致细胞活动异常，进而造成癌细胞增殖。褪黑素通常被称为睡眠激素和黑暗激素，其分泌遵循昼夜节律，每日凌晨3~4点达到峰值，上午10点左右降至最低点。褪黑素不仅有助于调节免疫系统，还有助于调控细胞分裂，并且能够抑制血管再生，因此，褪黑素也被认为是一种抑制癌细胞生长的物质。

免疫系统活动也遵循昼夜节律，当睡眠和生理节奏被打乱时，免疫活动会发生改变，在自我调节和抵御威胁时就会变得不那么有效。睡眠加强了免疫系统的自然防御能力，使其能够适应和应对各种潜在威胁。良好的睡眠可以使免疫系统恢复活力、促进自然免疫活动增加；而睡眠不好可能引发慢性炎症，从而导致细胞损伤和DNA突变，继而引发癌症。

那么，睡眠与癌症发生之间究竟有怎样的关系呢？

睡眠类型与癌症发生的关系

睡眠类型

● **早睡早起型：**夜里10点上床、早上5点左右起床的类型。中午前精神特别好，下午稍差，中午若能适当午睡，则可改变这种状况，使全天精力充沛。

● **早睡晚起型：** 夜里 10 点上床、早上 7 点以后起床的类型。由于睡眠时间长，因此入眠较迟、熟睡时间相对较短、整夜睡眠比较浅；白天精神较好，傍晚或晚饭后开始变差。

● **晚睡早起型：** 通常夜里 12 点以后上床、早上 6 点左右起床。一般容易入眠，睡得也很熟，但早上睡眠变浅，白天精力不如晚上，大多在夜间从事自己喜欢的工作或活动；即使过早上床也无法入眠，反而容易失眠。

● **晚睡晚起型：** 通常夜里 12 点以后上床、早上 9 点左右起床。多数有睡眠不足的感觉，整个上午会感到头脑不清醒、精力不充沛，下午会稍好些。

为什么要如此详细地和大家畅聊睡眠类型呢？因为它与癌症的发生和发展密切相关。

睡眠类型与乳腺癌

乳腺癌常被称为“粉红杀手”，其发病率位居女性恶性肿瘤的首位，男性乳腺癌较为少见。随着医疗水平的提高，乳腺癌已成为疗效最佳的实体肿瘤之一。相关研究结果表明，偏爱晚睡的人与早睡的人相比，罹患乳腺癌的风险增加 1.15 倍，早睡可减少罹患乳腺癌的风险。因此，不同睡眠类型与乳腺癌发生的关系密切。

睡眠类型与子宫癌

子宫癌包括宫颈癌和子宫内膜癌（宫体癌）。宫颈癌也叫子宫颈癌，发生在子宫阴道部及宫颈管，是发病率最高的女性生殖器官恶性肿瘤。发病原因目前尚不清楚，早婚、早育、多产及性生活混乱的妇女有较高的患病率。子宫内膜癌是妇科常见的恶性肿瘤，发病率位居女性生殖器官恶性肿瘤第二位，仅次于子宫颈癌，且近年发病率有不断上升的趋势。子宫内膜癌多发生于绝经后的妇女，平均发病年龄为 56 岁，较宫颈癌约晚 10 年。有研究表明，晚睡的人与早睡的人相比，罹患子宫内膜癌的风险增加了 1.44 倍，并且这种现象在肥胖女性人群中更为明显。因此，晚睡可能是子宫癌的一个危险因素。

睡眠类型与卵巢癌

卵巢癌是卵巢的一种恶性肿瘤，其发病率低于宫颈癌和子宫内膜癌，位居女性生殖器官恶性肿瘤的第三位，但死亡率却超过宫颈癌和子宫内膜癌之和，高居妇科癌症首位，是严重威胁妇女健康的最大疾患。目前，卵巢癌与不同睡眠类型之间的关联性研究较少，有研究结果表明，倒班可能通过影响睡眠类型，从而增加女性罹患卵巢癌的风险。

睡眠类型与前列腺癌

前列腺癌是指发生在前列腺的上皮性恶性肿瘤，其发病率随年龄增长而增长，55 岁后逐渐升高，发病高峰年龄是 70~80 岁。有研究结果表明，晚睡的人与早睡的人相比，前列腺癌发生风险增加了 1.3 倍。

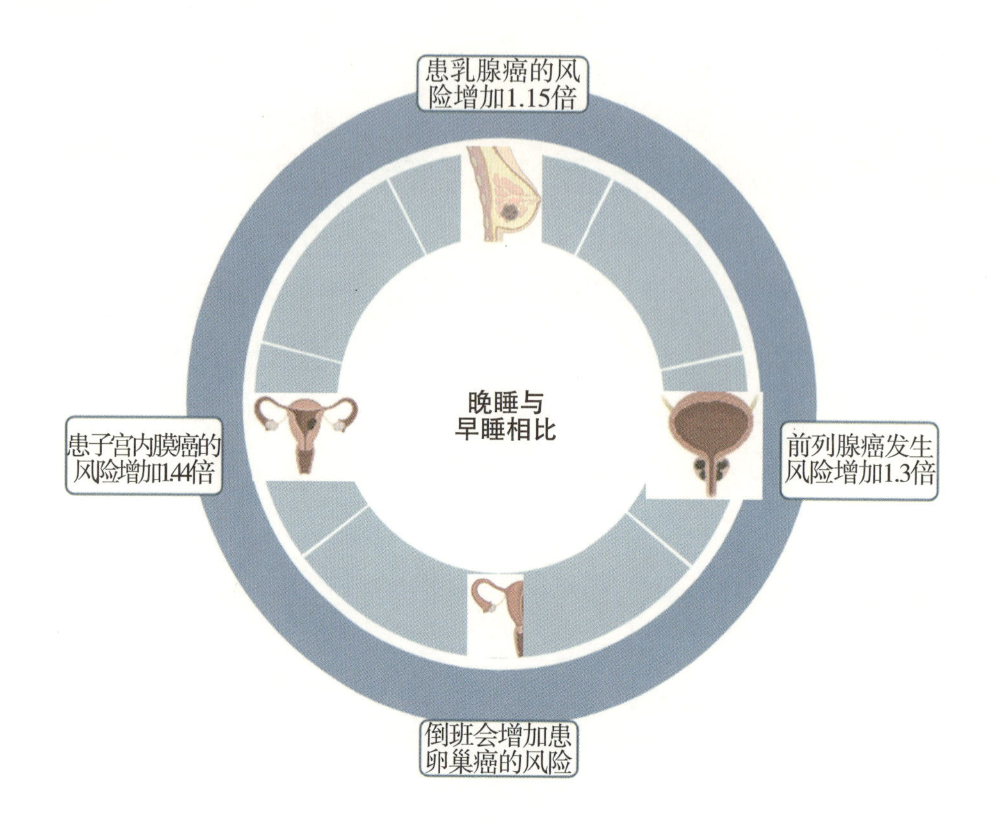

睡眠时间与癌症发生的关系

睡眠时间与肺癌

肺癌是对人类健康和生命威胁最大的恶性肿瘤之一，男性肺癌发病率和死亡率均占所有恶性肿瘤的第一位，女性发病率和死亡率占第二位。相关研究结果表明，相比于睡眠时间 7~8 小时的人群，睡眠不足（小于 7 小时）和睡眠过多（大于 8 小时）的人群发生肺癌的风险分别增加了 18% 和 17%。因此，睡眠不足和睡眠过多都会增加肺癌发病风险，呈现 U 型曲线的关系。同时，与没有失眠症状的人群相比，经常失眠的人群患肺癌的风险增加了 1.16 倍。也有研究表明，睡眠类型和睡眠持续时间对肺癌发生的影响更为明显，而失眠和肺癌发生的相关性不明确。

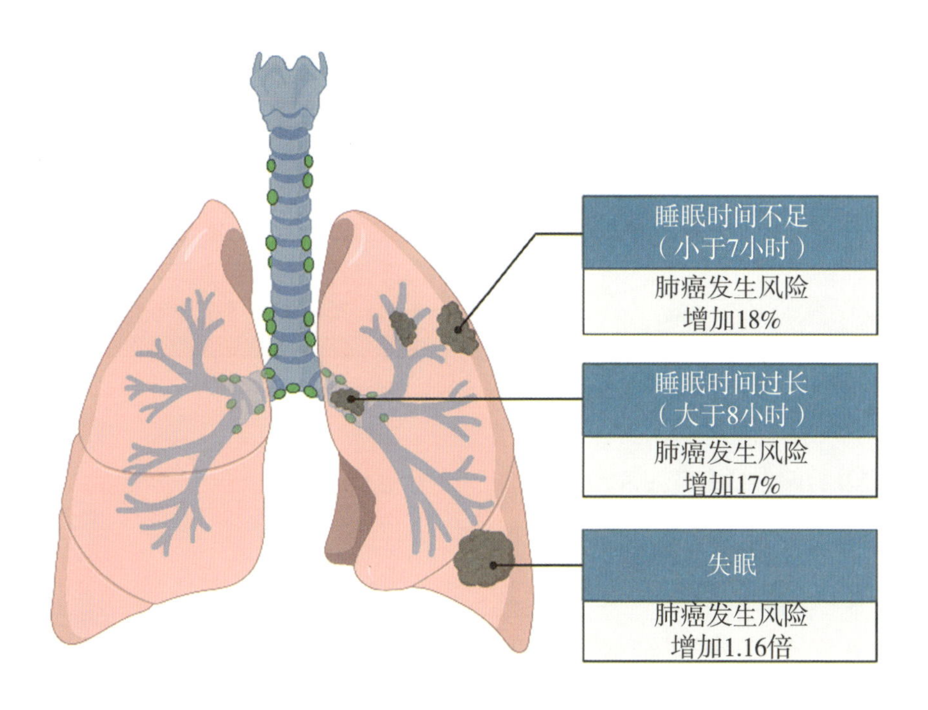

睡眠时间与乳腺癌

关于睡眠时间与乳腺癌发生风险的关系的研究证据仍然存在争议。有研究结果表明，睡眠时间不足与乳腺癌发生风险增加相关，尤其对于绝经后和生育较少的女性。然而，也有研究结果表明，较短的睡眠时间可能对乳腺癌的发生具有保护作用，较长的睡眠时间对乳腺癌的发生可能造成不利影响。最近的研究表明，较长的睡眠时间可能是乳腺癌的危险因素，睡眠时间与乳腺癌发生风险之间存在 J 型关系。

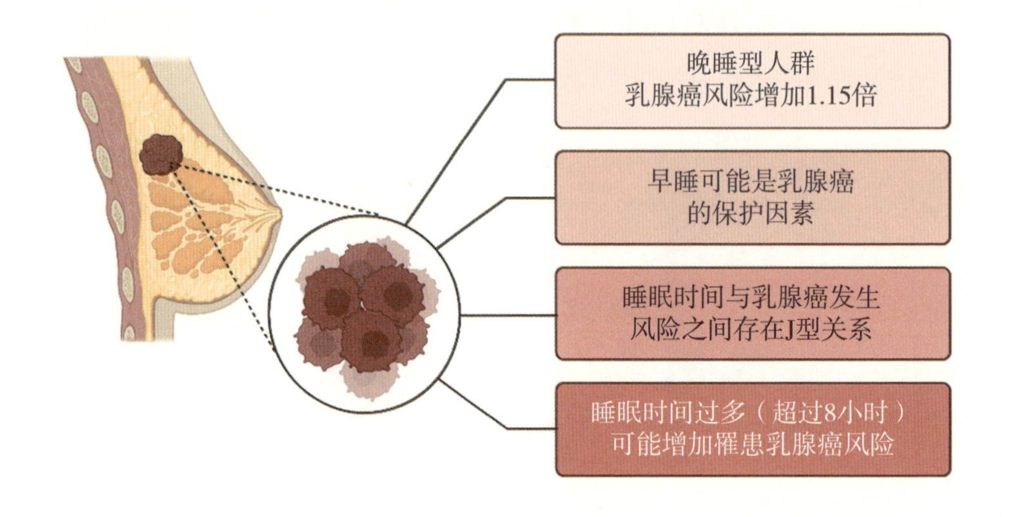

睡眠时间与结直肠癌

结直肠癌发病风险随睡眠时间的变化而变化，潜在原因可能是睡眠改变炎性细胞因子的释放，从而为结直肠癌的发展创造条件。相关研究结果表明，与睡眠时间为 7 小时者相比，较短和较长睡眠时间均会增加罹患结直肠癌的风险；与睡眠时间为 7 小时或更长时间的患者相比，每晚睡眠时间少于 6 小时的人群罹患结直肠癌的风险增加了 50%，睡眠质量与结直肠癌两者之间没有关联。此外，每晚睡眠时间少于 6 小时或超过 9 小时的绝经后女性罹患结直肠癌的风险也有所增加。在男性中，与每晚睡 7 小时的男性相比，每晚睡眠时间超过 9 小时的男性患结肠直肠癌的风险增加，这种风险在肥胖或打鼾的情况下更为明显。因此，多数研究已证实睡眠时间不足或过长均可增加罹患结直肠癌的风险。

睡眠时间与前列腺癌

前列腺癌是男性生殖系最常见的恶性肿瘤，发病率随年龄增长而增加，且存在明显的地域差异，欧美地区较高。关于睡眠时长与前列腺癌发生关系的研究结果并不一致。有的研究结果表明，睡眠时间与前列腺癌发生关系密切，失眠与前列腺癌发生风险之间并无直接关系。也有研究表明，睡眠时间和前列腺癌的发生风险之间并无相关性。

睡眠时间与卵巢癌

目前，研究者们并未发现睡眠不足或失眠与卵巢癌发生风险之间存在显著关联。然而，美国西雅图的一项研究发现，经常熬夜的人群患卵巢癌的风险增加了49%，且在50岁以上的女性中更显著。此外，也有研究发现睡眠时间与卵巢癌的发生风险之间并无相关性，但睡眠质量较好的绝经后女性罹患卵巢癌的风险较低。

睡眠时间与肝癌

肝癌与睡眠时间关系的研究报道较少，美国妇女健康机构进行的一项研究发现，睡眠时间超过9小时的女性患肝癌风险增加。

动物实验也发现，如果人为干扰小鼠睡眠，可使带瘤小鼠体内的肿瘤加速发展和扩散，说明睡眠不足不仅会导致癌症的发生率增加，也会加速肿瘤的发生、发展和恶化。尽管目前针对睡眠时间与癌症发病风险之间的关联并没有一致结论，但多数流行病学调查研究和动物实验发现，睡眠时间不足和过多都会增加患癌风险。因此，从健康角度考虑，为了减少癌症及其他慢性病的患病风险，大家应尽可能维持相对健康的睡眠时间，并尽可能改善睡眠问题。

睡眠与癌症死亡率的关系

有研究表明，晚期肿瘤患者每晚的平均睡眠时间为 6.5 小时，平均需要 29.9 分钟才能入睡。此外，有报道表明睡眠时间 6.5~7.4 小时，死亡率最低；少于 4.4 小时或高于 8.5 小时，死亡率成倍升高。故而，对于肿瘤患者而言，保持 6.5~7.4 小时的睡眠时间最为有利。事实真的如此吗？

2019 年的一项荟萃分析表明，睡眠时间少于 5 小时和睡眠时间超过 8 小时均会增加癌症的死亡风险，因此，睡眠时间过多或过少对于肿瘤患者的死亡率是一个危险因素。2022 年的一项最新研究结果发现，睡眠质量与总死亡率、癌症总死亡率和肺癌死亡率存在相关性，睡眠质量越差，癌症患者的死亡率越高；在缺乏足够运动的条件下，这种趋势更加明显。目前，世界卫生组织国际癌症研究机构已经将长期睡眠不足列为 2A 类致癌因素。

睡眠问题对癌症患者的影响

免疫力低下

睡眠时间减少或睡眠质量变差都会造成人体内一些保护机体免疫功能的物质减少，比如免疫球蛋白、补体和部分T细胞亚群等，这些物质的减少意味着人体免疫功能的降低，直接影响肿瘤患者的康复和治疗效果，并可能促进肿瘤的生长和转移。研究表明，在缺失睡眠的情况下，一些细胞因子会表达上调，而这些因子均有利于肿瘤的生长及转移。

精神心理问题

超过一半的肿瘤患者（54.1%）报告了临床抑郁症状，这些患者每晚平均的睡眠时间比非抑郁症状患者少0.5小时，而患有精神心理问题的肿瘤患者不利于后期肿瘤的控制及治疗。

食欲不振

睡眠不足可刺激胃腺，减少胃部血流量，降低胃的自我修复能力，使胃部黏膜变薄，从而增加胃溃疡和癌细胞生长的机会，易引发胃病及癌症等疾病。

内分泌紊乱

长期失眠易引起人体的交感神经和自主神经紊乱，导致人体激素水平异常，特别是一些性激素水平的升高，从而诱导新的细胞癌变，同时也会促使人体残存的癌细胞死灰复燃。

其他

癌症主要发生于中老年人群，对于他们而言，睡眠时间超过9小时将会导致血液黏稠度增加、降低新陈代谢和影响体内代谢废物的排除，从而不利于肿瘤患者的治疗和预后。

总之，睡眠是一个复杂的生理状态，而癌症也是一种复杂的疾病，尽管目前的研究不能完全明确睡眠与癌症发生和死亡风险之间的关系，但大多数研究已经证实睡眠与癌症之间存在关联。因此，保持良好的睡眠对于远离癌症和死亡至关重要。同时，探索并归因睡眠对癌症的影响是一项艰巨的任务，未来需进一步加强科学研究，明确不同睡眠类型、睡眠时间和睡眠问题如何影响癌症的发生与发展。

第八章

睡眠与肥胖

在日常生活中，我们常会听到家长抱怨：“我家小孩吃了就睡、不爱动，才这么胖的。”但也有些年轻人说“我得补补觉了，睡不好，人都胖了一圈！”这不禁让人发问到底是睡得多还是睡得少引起人们肥胖的？

要回答这个问题，首先必须明确睡多久才是合适的。《健康中国行动（2019—2030）》推荐成人睡眠时间为每天7~8小时，儿童为每天10~12小时，青少年为每天9~11小时，老年人为每天5~7小时。

科学家们结合人和动物的睡眠研究结果，对这个问题给出了现有的答案：除部分特殊疾病（如嗜睡症）使睡眠过度进而导致肥胖外，在普通人群中，睡眠时间较少会引起肥胖。

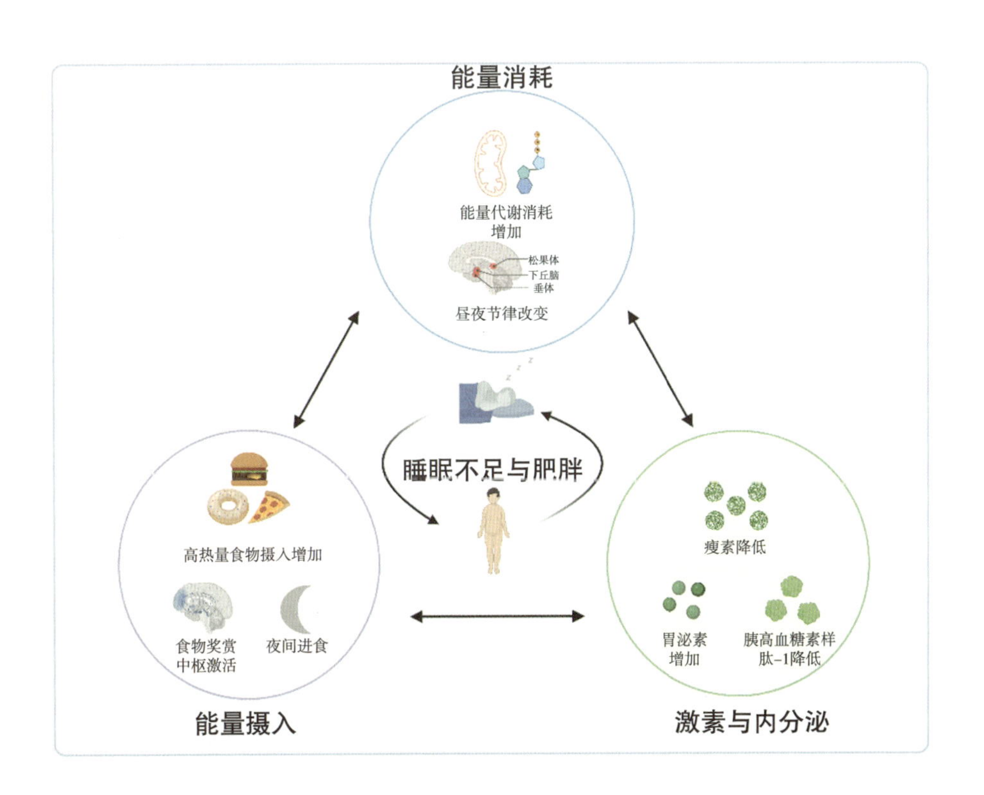

睡眠不足与肥胖相关的直接证据主要来自流行病学调查，在一项上万成年人参与的流行病学调查中发现，睡眠时间与BMI、腰围成反比，且这一现象在青年和中年早期关联性最强；在儿童中，从婴儿到青春期均观察到睡眠不足与肥胖发生率呈正相关趋势。尽管不同年龄段睡眠不足与肥胖的关联程度略有不同，但这一规律在儿童和成年人中普遍存在。

那么，为什么睡得少更容易引起肥胖呢？研究表明，睡眠不足主要通过以下几个方面导致肥胖的发生。

睡眠不足影响能量代谢

从能量角度看，当身体摄入与消耗的能量总体保持平衡时，我们的体重处于稳定状态；而当摄入的能量大于消耗的能量时（即处于能量正平衡），体重将会增加。现有研究表明，睡眠少的人能量消耗与能量摄入均增加，但能量摄入增加的幅度大于能量消耗的幅度，使人体呈现能量正平衡，进而导致体重增加。

在能量消耗方面，相关研究并没有发现睡眠不足使人的能量消耗减少，反而发现睡得少的人能量消耗增加了；并且在啮齿类动物和人类的睡眠剥夺（即人为减少睡眠时间）研究中得出了对代谢所致的能量消耗影响的一致结果——睡眠剥夺会增加能量消耗。

科学家们设计了一种特殊装置对动物进行睡眠剥夺：将老鼠置于一个略高于水面的圆盘上并通过设备监测老鼠的脑电图，当脑电图显示老鼠进入睡眠时，圆盘将旋转并使老鼠被推入水中，圆盘旋转或老鼠浸入水中后将唤醒老鼠。通过这样的方式，老鼠的睡眠时间比平时减少了 87%，24 小时能量消耗增加了 60%~100%；而对照组大鼠的睡眠时间为平时的 70%，24 小时能量消耗仅增加了 20%~30%。这一研究不仅证明了啮齿动物在睡眠减少时期能量消耗增加，也证明了睡眠减少状态比清醒状态增加了更多的能量消耗。而在人类研究中，利用同位素示踪法、双能 X 线等技术同样得出了一致的结果。

睡眠时间短除了对能量代谢消耗有影响外，其导致的昼夜节律变化对能量的影响也是不可忽视的。在许多生物中都可以观察到，昼夜节律系统在白天或夜间促使着这些生物进行耗费能量的活动。例如，当夜晚降临，一些昼伏夜出的动物饥饿感增加，捕猎与攻击欲望增加，因而进行捕猎和攻击的行为，这一特点就是昼夜节律系统的作用。一项对受试者进行 34 小时保持清醒的卧床休息实验发现，人体的热量代谢具有接近 24 小时的节律性。尽管相关方面的研究较少，但是昼夜节律系统在能量方面发挥的效应仍值得注意。

睡得少的生物能量消耗增加了，但为什么却更容易肥胖？这主要是因为睡得少的生物其能量摄入同时发生了质和量的变化，而人类的主要能量摄入来源为进食，因此了解睡眠较少人群的食物摄入情况是讨论这一问题的重中之重。许多研究发现，睡眠不足会通过影响短期饮食而增加肥胖风险：睡眠时间短与不良饮食习惯有关，睡眠时间短的人倾向于摄入更多高能量食物、增加零食摄入与夜间进食。通过以受试者自身做对比发现，在经历了睡眠不足后，受试者对高热量食物的食欲评价提高了约 24%。对此，影像学结果似乎可以给予合理的解释：睡眠不足会导致大脑结构和功能发生改变，这些改变使脂肪摄入量增加、碳水化合物摄入量减少。同时，睡眠不足还会激活大脑的食物奖赏中枢，促使睡眠不足的人选择热量更高的食物，以补充增加的能量消耗。在一项对日本两万多人的调查中发现，睡眠不足与饮食不规律、不平衡以及两餐之间吃零食呈正相关。而在饮食消费方面，睡眠时间少的人早餐和晚餐消费相对较低，而零食方面的消费显著高于正常睡眠人群。在食物摄入时间方面，睡眠时间短的人会更频繁地在晚上 10 点—次日 5 点进食，而在这个时间点进食是较高体脂的预测因素。研究人员在另一项长达 20 周的减肥计划中观察到了相似的情况，在控制 24 小时热量摄入后，进食时间较晚的受试者比进食较早的受试者减肥成功率更低。

有趣的是，部分经历睡眠剥夺实验后的受试者在恢复期则会出现食欲降低的情况，尽管部分研究认为这一现象或许与新陈代谢的调节有关，然而这一长期效应的不确定性为睡眠剥夺与肥胖之间的关系增加了一层神秘面纱。

睡眠不足影响激素水平

胃泌素和瘦素是调节食欲与热量摄入的激素，其循环水平受到睡眠 - 觉醒周期的调节，在睡眠与肥胖的调节中发挥重要作用。瘦素是来自脂肪组织的负能量平衡信号，通常随着体重下降而减少，而胃泌素则起到了助消化的作用。睡眠时间较短时，胃泌素分泌增加、瘦素降低，从而刺激我们对食物的渴求。然而，睡眠时长与胃泌素和瘦素的直接关系仍存在一定争议。Spiegel 等人的研究显示，连续两晚的 4 小时睡眠限制会使瘦素减少 18%、胃泌素增加 28%。尽管部分文献报道了睡眠剥夺与瘦素呈负相关、与胃泌素成正相关，但一篇 2015 年的荟萃分析结果表明，睡眠剥夺与瘦素和胃泌素的激素水平无直接关系。这些不一致的结果使得人们开始重新思考睡眠时长与瘦素、胃泌素间的关系。除了瘦素与胃泌素外，人体中还有其他激素在睡眠与肥胖的关系中发挥重要作用。当睡眠不足时，胰高血糖素样肽 –1 含量降低，介导瘦素与胃泌素下降。有研究指出，睡眠不足的女性胰高血糖素样肽 –1 在午餐后显著下降，而男性未观察到此变化；此外，在睡眠环境光线充足的情况下，睡眠不足的男性胰高血糖素样肽 –1 也会显著降低，这一结果既提示了睡眠可通过这一间接通路调节体重，也同时提示我们睡眠与肥胖之间的关系存在着性别差异。

恢复睡眠对肥胖的改善作用

既然睡眠不足与肥胖相关，那么恢复睡眠是不是能降低肥胖发生的风险呢？科学家们对此进行了一些研究，部分证据表明恢复睡眠能够在一定程度上降低肥胖的发生风险。

自然补觉

许多学生、轮班制及频繁加班工作者由于上课、工作等原因，不能在平时获得充足的睡眠时间，因此选择在休息日补觉。与没有补觉的睡眠者相比，周末补觉者的脂肪含量降低。尽管补觉者在周末延长了他们的睡眠时间，但在整个睡眠过程中，他们仍然有睡眠不足的问题。正如在另一项住院患者和门诊患者中的研究发现，周末每天 1~4 小时在床上的额外时间只能部分地偿还睡眠问题。在减肥期间，每周睡眠时间的增加也能导致脂肪量的减少，但这一效果可能在女性中更难实现。此外，睡眠不足和补觉的周期性模式会导致睡眠模式阶段性的改变，这可能不利于减肥和保持体重。上述结果提示我们，补觉并不能够完全弥补我们平时睡眠不足带来的肥胖问题，更不能补偿身体内各种物质分泌与合成的紊乱后果，要想较好地解决睡眠少带来的健康问题，不能只依赖补觉。

睡眠延长

延长睡眠以改善肥胖程度是睡眠医学较为新兴的方法。近年来，针对睡眠不足的成年肥胖人群的睡眠延长临床试验不断取得成功，为肥胖的解决提供了新思路与新方向。睡眠延长对肥胖的干预效果可能是通过减少能量摄入的方式实现的。在一项为期 28 天的睡眠延长实验中，实验组接受了线下一对一的睡眠咨询，以使其睡眠时间达到推荐时长，睡眠延长组在能量摄入方面比对照组显著降低，体重、体脂与非脂肪部分重量也均有下降，这也从另一角度验证了睡眠不足与肥胖的关系。

睡眠延长应用于减肥的方法主要包括认知行为治疗和睡眠咨询等，两者各有特点：认知行为治疗通过纠正患者对睡眠的错误认知，改变患者思维模式；而睡眠咨询则更多地对患者睡眠环境中不利于睡眠的因素加以分析和改善。一项对比研究发现，认知行为治疗和睡眠咨询对睡眠不足的减肥人群均有效果，且接受睡眠咨询的受试者减肥效果明显好于认知行为治疗，睡眠咨询的受试者也更容易遵守饮食和运动目标。认知治疗方法更侧重于改善患者内在认识，提高患者对睡眠和睡眠卫生的重视；睡眠咨询则更注重对睡眠环境的改变，两者各有长处。我们期待更全面、综合的方法能够开发、应用到睡眠时间不足的患者中去，为患者造福。

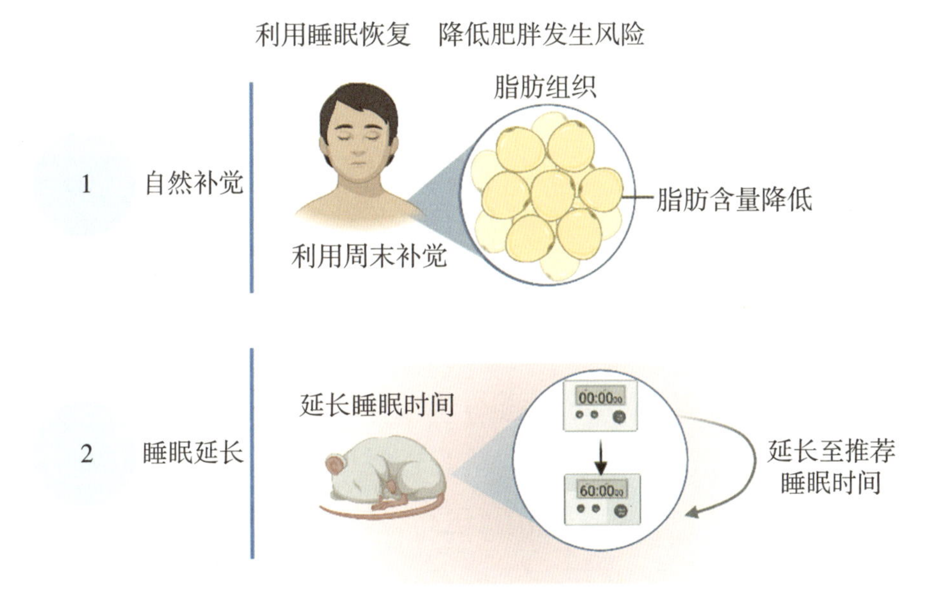

 改善睡眠可提升减肥效果

减肥是抑制肥胖发生的重要手段，而睡眠对减肥效果的影响在近些年来也有了一定进展。对睡眠时长不足的人群进行干预，延长其睡眠时间后，发现睡眠不足人群的能量消耗和以甜食、咸味食物为主的食欲下降，推动了能量负平衡，可达到减肥目的。

对处于减重状态下的人群进行研究后发现，睡眠时间点越不规律的人，体重和体脂的反弹就越明显。在减肥人群中，睡眠时间更长、睡眠质量更好的人减掉了更多的体重，更好地达到了减肥效果。睡眠不足使新陈代谢率降低，并在低脂肪摄入期间对非脂肪部分的质量起到了维持作用。因此，在减肥期间，缺乏足够的睡眠会降低饮食减肥法对减肥的有效性。

减肥在改善肥胖的同时，也会改善睡眠状况：减肥期间改善饮食结构，可以提高夜间主观睡眠质量、降低糖和碳水化合物的摄入，并降低夜间觉醒次数；减肥还能降低部分心血管负担，减少心脏和呼吸疾病发生率。可见，保持良好的睡眠时长和睡眠质量不仅能够使我们减肥效果更佳，也会减少减肥反弹的烦恼。

综上，我们发现睡得少的人患肥胖的风险更高，主要原因是睡眠不足时食物摄入增多、代谢和由昼夜节律系统参与调控的激素分泌等使能量摄入大于能量消耗，推动了能量正平衡。因此，对于睡眠不足导致的肥胖人群，我们呼吁采用多种手段改善睡眠时长与睡眠质量，以缓解肥胖，达到更好的减肥效果。

第九章

睡眠与糖尿病

糖尿病，顾名思义，是因为人们发现糖尿病患者的尿液中糖量增高了，当然，事实上尿糖增高的原因是糖尿病患者血液中的葡萄糖增高了。葡萄糖在我们体内存在着重要的动态平衡，即葡萄糖平衡。当血糖浓度在正常范围内时，葡萄糖一方面转化为肝糖原和脂肪等营养物质，另一方面又有其他物质转化为葡萄糖，使整体血糖浓度平稳。当血糖过低时，会表现出心悸、出汗、昏迷等症状，严重者可致死亡；相反，当血糖浓度过高时，可经肾脏随尿液排出，糖尿病一词由此而来。

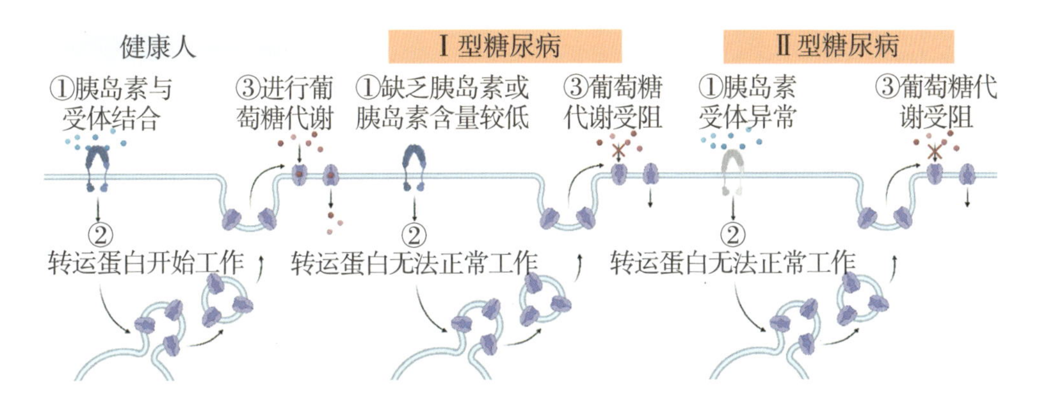

糖尿病主要分为1型糖尿病与2型糖尿病。在糖尿病的发病中，一种激素发挥着至关重要的作用——胰岛素。胰岛素是人体内唯一能够降低血糖的激素，由胰岛β细胞产生。一旦胰岛素分泌不足或胰岛素功能受损，血液中的葡萄糖将无法降低，导致糖尿病发生。其中，1型糖尿病约占糖尿病患者的10%左右，主要病因是胰岛素缺乏导致的血糖增高；2型糖尿病的病因则主要是胰岛素由于各种原因导致其转化血糖能力降低，也称为胰岛素抵抗。胰岛素敏感性也是评价胰岛素功能的常见指标，它反映的是胰岛素对血糖的分解能力，敏感性越高，其对血糖的分解能力越强，胰岛素功能越好。

糖尿病不仅严重影响患者的生活质量，也给整个患者家庭带来沉重负担。国际糖尿病联合会在《世界糖尿病地图（第十版）》中表示，全世界约有 5.37 亿成年人患有糖尿病，占世界人口的 10.5%。我国糖尿病相关医疗支出达到了 1653 亿美元，患病人数位居世界第一，达到了惊人的 1.4 亿，相当于每 10 个中国人中就有 1 位糖尿病患者。这主要是因为国人以大米和面食作为主食，而这两者都含有较高比例的碳水化合物。相较于其他营养物质，碳水化合物在被吸收时会增加更高的血糖浓度，过多摄入碳水化合物不利于维持血糖平衡。

现在，我们来回答刚才提出的问题：现有的证据表明，睡眠不好虽然不能直接引发糖尿病，但可能通过多种途径加剧糖尿

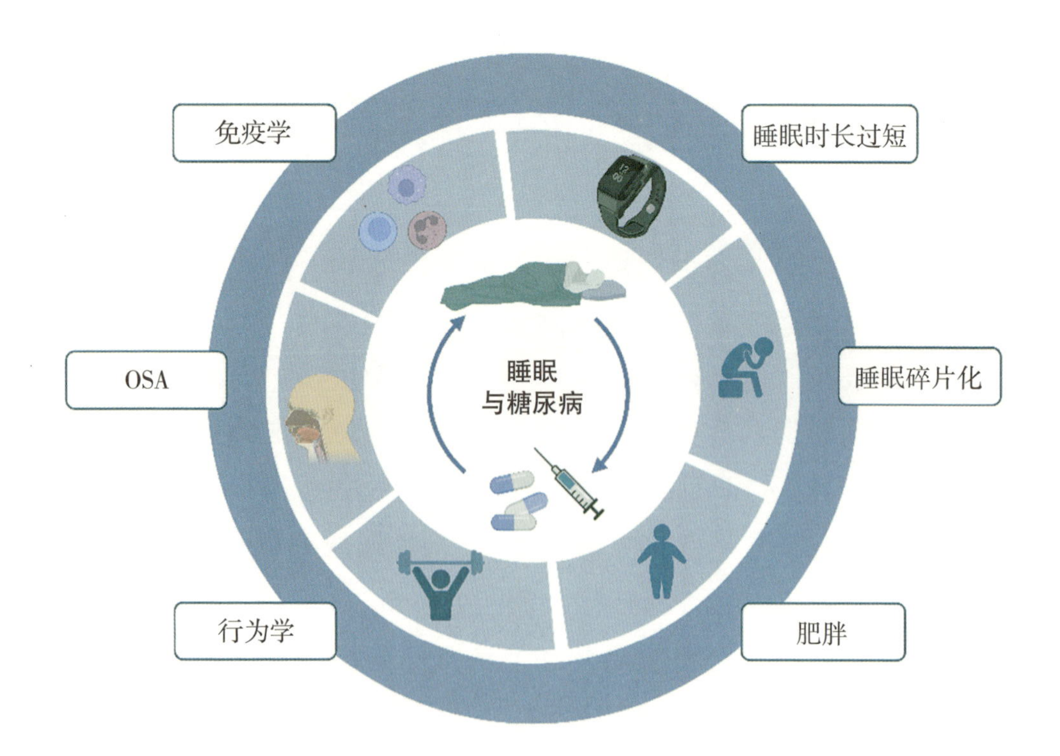

病的恶化，因而与糖尿病密切相关。下面主要从睡眠时长、睡眠碎片化、肥胖与阻塞性睡眠呼吸暂停综合征（obstructive sleep apnea，OSA）、免疫学、行为学多个角度探讨睡眠与糖尿病之间的关系。

睡眠时长与糖尿病

美国针对此前未被诊断为睡眠障碍以及糖尿病的患者的一次调查发现，每晚睡眠≤5小时的人群发生糖尿病前期的风险是睡眠7小时人群的2.06倍。同样地，对9000名成年人为期十年的随访发现，罹患2型糖尿病的风险比睡眠正常人群增加了57%。此外，这一研究结果也在不同国家、种族间得到了证实，表明睡眠对糖尿病的影响不存在种族间的差异。

睡眠不足会增加胰岛细胞敏感性并导致胰岛素抵抗，从而导致糖尿病发生概率升高。人们很早就关注了睡眠对葡萄糖代谢的影响，其中Karine Spiegel等人最早于1999年开始了睡眠不足对葡萄糖代谢影响的研究。受试者在连续六个晚上的睡眠时间被限制在4小时内，随后进行六晚每天12小时的恢复期，并分别在各时间点注射葡萄糖以测量葡萄糖代谢的速率。令人惊讶的是，在睡眠不足时期，葡萄糖代谢速率比睡眠恢复时期慢了40%；与正常休息的对照组相比，每晚仅睡眠4小时的实验者胰岛素敏感性下降了24%，对葡萄糖的急性胰岛素反应下降了30%。这一结果反映了β细胞对胰岛素抵抗增加的反应不足，表明睡眠不足对碳水化合物的代谢和内分泌功能存在不利影响。

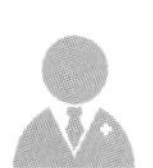

睡眠碎片化与糖尿病

睡眠碎片化也会加剧糖尿病的发生概率。睡眠碎片化是指在睡眠中受到干扰造成睡眠中断，再次入睡后打破了原有的睡眠结构的现象。Tasali 等人通过实验证明，在不改变睡眠时间的情况下，连续抑制三晚慢波睡眠会导致胰岛素敏感性降低 25%、葡萄糖耐量降低 23%，心脏交感 – 迷走平衡也随之增加，但胰岛素分泌却没有补偿性增加。同样地，在健康的年轻人中，两晚的慢波睡眠抑制使胰岛素敏感性降低 25%，并伴随交感神经活动和早晨皮质醇水平增加。相似的试验在快动眼睡眠时期展开，然而却未得到相似的结论。这一研究表明，慢波睡眠阶段的缺失与糖尿病间存在着重要联系，破坏慢波睡眠将明显加快糖尿病恶化。有学者认为，慢波睡眠的减少是通过刺激下丘脑 – 垂体 – 肾上腺轴和交感神经活动，以满足大脑在清醒时对葡萄糖的需求增加（因为清醒时消耗的葡萄糖和能量高于睡眠时期）。

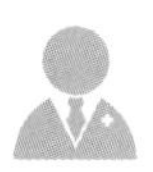

肥胖与阻塞性呼吸睡眠暂停综合征

肥胖是糖尿病的高危因素，而睡眠时间少会导致肥胖，进而增加糖尿病风险。关于睡眠时间与肥胖之间的关系，前文已做了详细叙述，这里不再赘述。然而，在这之外仍需注意的是，长期睡眠时间少导致的瘦素和胃分泌素紊乱也会导致胰岛素和葡萄糖的调节失控。睡眠不足的人群在短期睡眠不足后，大脑会选择更多、更高热量的食物摄入，而经常一次性摄入过多食物会给胰岛带来很大压力，破坏葡萄糖平衡。

除肥胖外，糖尿病也与OSA存在高度的共病情况。OSA是睡眠时期最常见的呼吸系统疾病，在肥胖人群中的预计发病率为19%~31%。在现有的大样本研究中，OSA与2型糖尿病的共病率在18%以上，在肥胖的糖尿病患者中这一比例甚至达到惊人的77%。科研人员同时还观察到，随着OSA病情加重，糖尿病患者的血糖控制程度越不稳定。尽管OSA影响糖尿病的机制尚不明确，但仍有部分假说对这一情况进行了推断：睡眠呼吸暂停不仅造成间歇性缺氧和睡眠碎片化，还引发了交感神经系统的激活和系统性炎症、食欲调节激素的紊乱与失调，这些机制共同参与了胰岛素抵抗的发展。其中，与睡眠呼吸暂停相关的间歇性缺氧对交感神经系统的激活被认为在胰岛素抵抗的发展中发挥主要作用，其主要机制是降低了胰岛素敏感性、胰岛素介导的葡萄糖摄取和胰岛素分泌；交感神经系统的激活则通过下丘脑－垂体－肾上腺轴来增加皮质醇的合成，而皮质醇会促进葡萄糖的产生并抑制胰岛β细胞的胰岛素分泌。

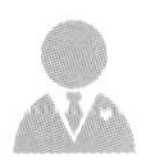

从免疫学角度看睡眠与糖尿病

在免疫学方面，两种炎症因子进入了科学家们的视野，即肿瘤坏死因子和白细胞介素－6。肿瘤坏死因子是一种参与炎症早期反应的细胞因子，能够诱导肿瘤细胞凋亡。在一项家庭研究中发现，睡眠时间较短与肿瘤坏死因子水平升高有关。每少睡1小时，肿瘤坏死因子含量增加约 8%。白细胞介素 -6 被证明在诱导胰岛素抵抗、破坏胰岛 β 细胞方面发挥重要作用。同时，白细胞介素 -6 是受到昼夜节律系统影响较大的细胞因子，通常在睡眠开始时分泌增加并在夜晚达到峰值。当睡眠时间减少、睡眠开始时间变晚时，白细胞介素 -6 分泌时间推迟，导致其在白天弥补性地分泌增加，体内的白细胞介素 -6 浓度升高，增加了对胰岛 β 细胞的破坏。

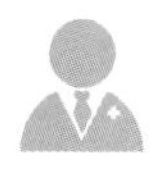

从行为学角度看睡眠与糖尿病

睡眠不足还可以导致运动量的减少。既往研究结果显示，在限制受试者睡眠时长后，受试者在实验室中的运动时间明显减少，高强度运动比例下降，活动方式也由密集型活动为主转变为静止型活动为主。同时，这一现象也与遗传因素有关。在父母有 2 型糖尿病病史的健康人群中，给予他们每天约 5 小时的睡眠机会，持续一周，发现其每 24 小时的总活动次数减少了 31%、每 24 小时内的久坐行为增加 21 分钟。运动因素与遗传因素两者在睡眠与糖尿病中的交互作用愈发扩大了睡眠不足对糖尿病的危害。

睡眠时间较少、清醒时间较多也潜在地增加了其他影响糖尿病的不良行为，如吸烟、久坐和饮酒等。睡眠不足可能造成能量消耗增加，导致个体作出更多不健康的食物选择，对血糖平衡与胰岛素产生更大的破坏。

由于睡眠时间短对糖尿病有不良影响，科学家们也对增加睡眠（主要是慢波睡眠）是否能恢复对胰岛素等造成的损伤开展了研究。尽管选择性地抑制慢波睡眠会对葡萄糖平衡产生不利影响，但随着睡眠的恢复，葡萄糖清除的伤害、胰岛素依赖性葡萄糖处置以及对葡萄糖的急性胰岛素反应都有所减弱；早餐时的血糖反应也随着睡眠恢复而降低，但睡眠恢复后的午餐和晚餐反应与睡眠限制期间的膳食反应相当。因此，目前认为睡眠增加只能部分恢复对血糖的损伤，其具体机制仍有待研究。需要补充的是，现在有一类听觉刺激仪器能够显著增强慢波睡眠、提高记忆相关功能，但对于糖尿病的改善作用仍有待观察。

基于以上所述的睡眠对糖尿病的影响，我们提倡在日常生活中保持下列生活习惯，将有效降低罹患糖尿病的风险。

- **保持长期、充足的睡眠。**补觉能够部分恢复胰岛素敏感性，但这种方式容易造成血糖和胰岛素周期性的波动，破坏原有的激素分泌节律；此外，对于睡眠本身而言，补觉也不能完全弥补之前的“睡眠债务”。因此，不能将补觉作为恢复的常规手段，日常生活中还应尽量保持充足的睡眠。

- **正确认识睡眠。**睡眠时间的普遍减少不仅与工作压力以及倒班制工作有关，还与越来越多的人群进入了一种“自愿性睡眠减少”的状态有关。日益增加的娱乐消遣方式（如社交媒体的使用、网上购物等）使我们在不知不觉间非主动地延后了睡觉的时间点，对身体健康造成了损害。对于睡眠，我们应确立正确的睡眠认知，注重睡眠健康。因“自愿性睡眠减少”而造成睡眠不足的人群可以向专业人员寻求帮助，认知行为疗法与睡眠咨询都是在临床上卓有成效的增加睡眠时长的方法。

- **保持良好的睡眠环境。**在睡眠时，许多人习惯点一盏床头灯，但事实上，这对于睡眠和内分泌健康是有坏处的。有研究表明，夜间暴露在超过 3 勒克斯的灯光下与不良的代谢特征有关，患肥胖的风险比常人高 89%、血脂异常的风险比常人高 72%。此外，睡眠时应尽量采取侧卧位睡姿，这样能够降低人们打鼾的概率，提高睡眠质量，避免睡眠碎片化，从而降低糖尿病发生风险。

第十章

如何拥有健康睡眠

想要拥有健康睡眠，不仅需要在思想意识上提高对睡眠的重视，更需要在生活中掌握一些自我调整睡眠的方法，拥有健康的睡眠卫生知识。当偶尔发生睡眠问题时，至少学会一种改善睡眠、放松身心的方法，且可以进行睡眠质量自我评价，并在需要的时候及时就医。

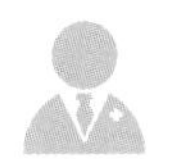

科学合理的睡眠方法

● **睡眠用具：**床垫最好相对坚实，不要过度松软塌陷。对于腰椎间盘突出患者，床垫可以偏硬，以硬板床为宜，否则可能会加重病情。此外，可以基于自己的喜好选择一个舒适的枕头，枕高以自己的拳高为宜。睡觉打呼噜的人使用的枕头不宜过高，否则会加重打鼾甚至出现呼吸暂停。

● **睡眠姿势：**睡姿主要有仰卧、俯卧、左侧卧和右侧卧四种。对于没有特殊躯体疾病的人来说，仰卧是最佳睡姿。对于打鼾者来说，比较好的睡姿是右侧卧。一般来讲，俯卧容易压迫心、肺等脏器，影响呼吸，加重心脑血管疾病，但对腰椎疾病患者有好处。左侧卧会压迫心脏，是不健康的睡姿。

● **睡眠时间：**成人每日睡眠时间一般应在7~8个小时，小学生、初中生、高中生每天睡眠时间分别应不少于10个、9个、8个小时，但应视个体差异而定，可以保持相对固定的入睡和起床时间，建立自己的生物钟。经常需要值夜班的人由于作息不规律，更容易出现失眠等问题。建议有值夜班需要的人群，下夜班后不要过度补觉，最好在上午适量补觉，下午尽量不睡并增加一定的运动量。

● **睡眠环境：**卧室的色调最好不要过于鲜艳，灯光不宜过亮、过于刺激，柔和、偏暗的灯光可以促使人产生睡意，有起夜习惯的人可以在卧室装上夜灯。卧室的功能应尽量简单。失眠的人尽量只在卧室睡觉，不在卧室里进行其他活动。

健康的睡眠卫生知识

● **自我训练，实现规律作息：**无论前一晚睡了多久，尽可能在基本固定的时间起床，不要赖床或睡回笼觉。周末作息也不要变化过大，只需睡到第二天能恢复精力即可，不要过多强求睡眠时间的长短。白天可以休息，但不要躺下或打瞌睡。

● **建立卧室 / 床与睡眠的强有力联系：**不要躺在床上看电视、玩手机，只有感到明显困倦后才上床休息；如果睡不着就起来，去另一个房间。

● **避免就寝前的过度刺激：**试图躺下入睡至少一小时前，应停止活跃的脑力活动，考虑学习一套放松方法，晚上躺下入睡前加以练习。

健康合理的饮食

养成吃早餐的好习惯。人们可能知道吃早餐对保持肠胃健康的重要性，却不知道吃早餐对睡眠也很重要。人的内脏也有生物钟，饮食与睡眠的关系非常密切。每天按时吃三餐可以调整身体的运作机制，对睡眠有好处；相反，不吃早餐会打乱生物钟，可能会导致失眠。

最好不要在睡前吃东西，如果需要吃东西，应当避免吃的过饱。最好在晚餐 2~3 小时后再睡觉，否则会明显延长入睡时间，并增加晚上醒来的频率。睡前不要服用兴奋性物质，如酒精、咖啡、浓茶、高蛋白质和高脂肪食物。

适量的体育运动

白天适量的运动可以缓解一天的情绪，提升晚上的睡眠质量。具体的运动方式可以选择慢跑、游泳、瑜伽等，运动强度以微微出汗为宜，应该避免夜间运动引起大脑过度兴奋。一天的运动量可以在 30 分钟以上或步行至少 3000 米，可以每天坚持运动或者每周至少 5 次运动。对中老年来说，运动后，心率与年龄的加和

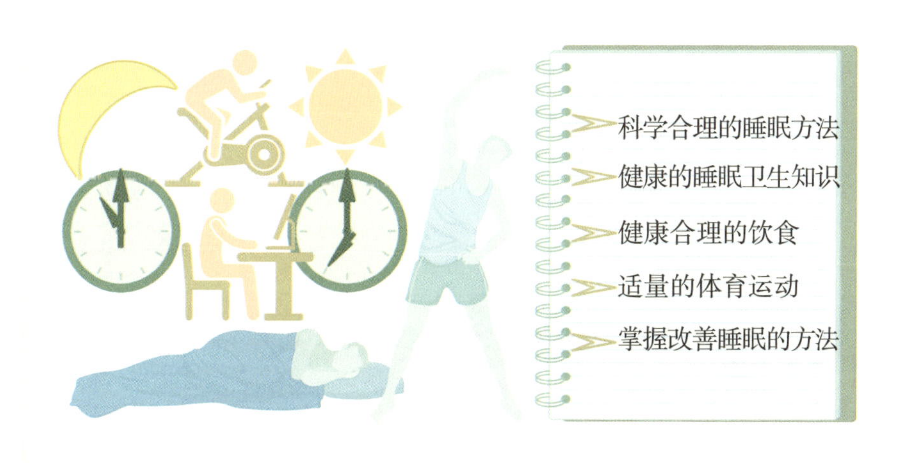

一般不应超过 170，否则就是运动过度。睡前剧烈的运动往往会加重失眠，因此，失眠患者应避免睡前 2~3 小时内进行大量运动。总的来说，运动要根据自己的实际情况合理安排。

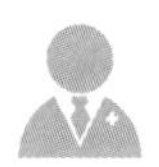

改善睡眠的方法

“上下不动静”五步疗法

偶尔的失眠一般不需要吃安眠药，通过一些行为调理就可以改善。对于长期严重的失眠，可以短期辅助安眠药治疗。具体药物种类由医生根据病情确定，不要自己乱吃药。

一般心理行为治疗主要通过调整“睡眠三要素”起到治疗作用。睡眠三要素分别指睡眠节律、睡眠动力和身心放松。简单来说，失眠的心理行为治疗可以总结为“上下不动静”五步疗法：

- 上：晚上 10:30 上床；
- 下：早晨 5:30 下床；
- 不：不补觉、不午睡、不赖在床上做与睡眠无关的事情；
- 动：白天有氧运动 1 小时；
- 静：每天静心练习 1 小时，如身体扫描、正念呼吸等。

“上下不动静”五步疗法至少需要坚持 3~4 周才有效果。

放松训练方法

睡前躯体或心理的紧张会导致失眠。通过放松训练，可以降低身心焦虑水平，从而促进睡眠。放松训练的方法有很多，比较常用的是身体扫描、腹式呼吸等方法。

- **身体扫描：**选择安稳的坐姿，双脚平放在地面上，头部、肩膀、腰部尽量挺直，双手平放在腿上。轻轻闭上眼睛，把注意力放在双脚、然后放在脚趾，随后注意力往上走，依次感受身体每一个部位的感觉。注意力像扫描仪一样，依次觉察身体每个部位的感觉，只是觉知，不做评价，可以促进身体放松。

- **腹式呼吸：**首先选择一个舒适的环境，可坐着或站着，姿势自然。闭上嘴巴，透过鼻子吸气，慢慢将吸入的空气充满整个肺部，而腹部会在此时慢慢隆起，接着闭气数秒。然后用口慢慢呼气，直至所有空气呼出肺部，此时腹部会慢慢平伏。呼气时间大概为吸气的两倍（如吸气3秒、呼气即6秒），重复5~10次。使用腹式呼吸法时，也可将注意力集中在腹部（可以将手放在腹部），然后慢慢地在心中倒数（50至1），以达至思想上的松弛。

- **睡前冥想：**盘腿而坐，双手叠放，掌心向上，拇指相抵，置于肚脐下四横指处，身体保持正直，双肩放平、放松，头颈正直、略微低头，眼睛半闭，观看鼻尖方向。意念专注于呼吸并计呼吸次数，一吸一呼为一次。走神时，温和地用呼吸把意念拉回来。

冥想是正念心理治疗中最重要的方法之一，对于改善睡眠有很好的效果。对于失眠患者，睡前进行30~45分钟冥想，有利于身心放松、促进睡眠。上床后20分钟无法入睡或睡眠中间醒来后20分钟内不能再次入睡，均可以离开床进行30~45分钟的冥想练习，然后再重新上床尝试入睡。

- **太极拳：**太极拳讲究用意念统领全身，通过入静放松、以意导气、以气催形，反复习练，是一种内外兼修、柔和、缓慢、轻灵、刚柔相济的汉族传统拳术。初学者应在专业人员指导下练习，熟练后可自行操练。大量研究表明，太极拳对治疗失眠有很好的疗效，对大学生亚健康状况失眠、多梦的治疗有效率达 81.3%。太极拳也可以改善老年人的睡眠质量。太极拳通过意念、呼吸与动作配合，促进大脑神经细胞的功能完善，使人体神经系统兴奋和抑制过程更加协调，对失眠有较好的防治作用。

● **瑜伽：** 瑜伽是一种通过体位法、呼吸法、冥想法等达到身体、心灵与精神和谐统一的运动方式。瑜伽可以有效地缩短睡眠潜伏期，降低唤醒水平，延长总睡眠时间。瑜伽调息能有效地增强血液循环，调整神经、脊髓、心脏等内脏器官的功能，并能清除因身体紧张而引起的思维混乱，可以让头脑保持清晰稳定，令整个精神状态变得平静和积极。

瑜伽体位练习是将肌肉调整到放松状态下的自然拉伸，然后保持这种自然的伸展，同时全部意念集中于受到拉伸的部位。对身体而言，这种放松并且意念集中的拉伸可以消除可能影响睡眠的身体和精神压力。晚上练完瑜伽后，最好过 15~20 分钟再睡觉。常用的帮助睡眠的瑜伽体式如犁式、肩倒立式、仰卧放松功等，可以让身体彻底放松，有助于进入深睡眠。

犁式：仰卧，双腿向前伸直，双足并拢，手臂放于身体两侧。吸气，手掌轻轻向地板用力，抬起双腿离开地面；呼气，双腿继续上抬到达头部的上方后，臀部和下背部离开地面。放低双足，直到足尖触地，保持自然呼吸。

肩倒立式：起步同犁式，或在犁式的基础上直接进行。将双腿向上伸直，背部离开地面，以肩部着地，保持自然呼吸。肩倒立式可以补充大脑和腹部器官的活力，令新鲜血液滋养整个头部和面部皮肤，同时按摩甲状腺和甲状旁腺。

仰卧放松功：身体平躺于地板上，双臂和双手自然打开，手心向上，脊椎伸展，闭上眼睛，保持腹式呼吸5~10分钟，放松身体各个部位，有助于进入睡眠状态。仰卧放松功是治疗神经衰弱、紧张和失眠的好方法。

睡眠质量自我评估

当意识到自己可能存在睡眠问题时，通过一些睡眠自评量表，可以快速了解自己的睡眠质量。此外，也可以选择佩戴便携式睡眠手环来进行简单的睡眠监测。以下是最常用的综合性睡眠质量评估量表及其评分说明，方便读者使用。

匹兹堡睡眠质量指数

下面一些问题是关于您最近1个月的睡眠情况，请选择填写最符合您近1个月实际情况的答案。请回答下列问题：

1. 近1个月，晚上上床睡觉通常（　　）点钟。

2. 近1个月，从上床到入睡通常需要（　　）分钟。

3. 近1个月，通常早上（　　）点起床。

4. 近1个月，每夜通常实际睡眠（　　）小时（不等于卧床时间）。

对下列问题请选择1个最适合您的答案。

5. 近1个月，因下列情况影响睡眠而烦恼：

a. 入睡困难（30 分钟内不能入睡）

（1）无 （2）<1 次 / 周 （3）1~2 次 / 周 （4）≥ 3 次 / 周

b. 夜间易醒或早醒

（1）无 （2）<1 次 / 周 （3）1~2 次 / 周 （4）≥ 3 次 / 周

c. 夜间去厕所

（1）无 （2）<1 次 / 周 （3）1~2 次 / 周 （4）≥ 3 次 / 周

d. 呼吸不畅

（1）无 （2）<1 次 / 周 （3）1~2 次 / 周 （4）≥ 3 次 / 周

e. 咳嗽或鼾声高

（1）无 （2）<1 次 / 周 （3）1~2 次 / 周 （4）≥3 次 / 周

f. 感觉冷

（1）无 （2）<1 次 / 周 （3）1~2 次 / 周 （4）≥3 次 / 周

g. 感觉热

（1）无 （2）<1 次 / 周 （3）1~2 次 / 周 （4）≥3 次 / 周

h. 做噩梦

（1）无 （2）<1 次 / 周 （3）1~2 次 / 周 （4）≥ 3 次 / 周

i. 疼痛不适

（1）无 （2）<1 次 / 周 （3）1~2 次 / 周 （4）≥ 3 次 / 周

j. 其他影响睡眠的事情

（1）无 （2）<1 次 / 周 （3）1~2 次 / 周 （4）≥ 3 次 / 周

如有，请说明：

6. 近 1 个月，总的来说，您认为自己的睡眠质量

（1）很好 （2）较好 （3）较差 （4）很差

7. 近 1 个月，您用药物催眠的情况

（1）无 （2）＜1 次 / 周 （3）1~2 次 / 周 （4）≥ 3 次 / 周

8. 近 1 个月，您常感到困倦吗

（1）无 （2）＜1 次 / 周 （3）1~2 次 / 周 （4）≥ 3 次 / 周

9. 近 1 个月，您做事情的精力不足吗

（1）没有 （2）偶尔有 （3）有时有 （4）经常有

睡眠质量得分（ ），入睡时间得分（ ），睡眠时间得分（ ），睡眠效率得分（ ），

睡眠障碍得分（ ），催眠药物得分（ ），日间功能障碍得分（ ）PSQI 总分（ ）

评分说明：所有条目可以分为主观睡眠质量、入睡时间、睡眠时长、睡眠效率、睡眠障碍、催眠药物及日间功能 7 个维度。每个维度按 0~3 计分，累计各项得分即为 PSQI 总分，总分范围为 0~21 分，得分越高表示睡眠质量越差，必要时可以寻求专业人员的帮助，各维度具体评分标准如下。

1. 睡眠质量：根据题目 6 计分：“很好”计 0 分，“较好”计 1 分，“较差”计 2 分，“很差”计 3 分。

2. 入睡时间：

（1）根据题目 2 计分：“≤15 分”计 0 分，“16~30 分”计 1 分，“31~60 分”计 2 分，“≥60 分”计 3 分。

（2）根据题目 5a 计分：“无”计 0 分，“＜1 次 / 周”计 1 分，“1~2 次 / 周”计 2 分，“≥3 次 / 周”计 3 分。

（3）累加题目 2 和题目 5a 的得分，若累加分为“0”计 0 分，“1~2”计 1 分，“3~4”计 2 分，“5~6”计 3 分。

3. 睡眠时长：根据题目 4 计分，“＞7”计 0 分，“6~7”计 1 分，“5~6”计 2 分，“＜5”计 3 分。

4. 睡眠效率：

（1）床上时间 = 题目 3（起床时间）– 题目 1（上床时间）

（2）睡眠效率 = 题目 4（睡眠时间）/ 床上时间 ×100%

（3）睡眠效率＞85% 计 0 分，75%~84% 计 1 分，65%~74% 计 2 分，＜65% 计 3 分。

（4）睡眠障碍：根据题目 5b 至 5j 计分，“无”计 0 分，“＜1 次 / 周”计 1 分，“1~2 次 / 周”计 2 分，“≥3 次 / 周”计 3 分。累加 5b 至 5j 的计分，若累加分为“0”计 0 分，“1~9”计 1 分，“10~18”计 2 分，“19~27”计 3 分。

5. 催眠药物：根据题目 7 计分，“无”计 0 分，“＜1 次 / 周”计 1 分，“1~2 次 / 周”计 2 分，“≥3 次 / 周”计 3 分。

6. 日间功能障碍：

（1）根据题目 8 计分，“无”计 0 分，“＜1 次 / 周”计 1 分，“1~2 次 / 周”计 2 分，“≥3 次 / 周”计 3 分。

（2）根据题目 9 计分，“没有”计 0 分，“偶尔有”计 1 分，“有时有”计 2 分，“经常有”计 3 分。

（3）累加题目 8 和题目 9 的得分，若累加分为“0”计 0 分，“1~2”计 1 分，“3~4”计 2 分，“5~6”计 3 分。

第十一章

睡眠小贴士

睡觉是越多越好吗

健康中国行动（2019—2030年）倡导成人每日平均睡眠时间在7~8小时，倡导小学生、初中生、高中生每天睡眠时间分别不少于10个、9个、8个小时。不同年龄阶段的人群对于睡眠的要求不同。一项调查显示，在成人中，每天睡眠7~8小时的人群癌症死亡率最低。如果睡眠时间为8~9小时，男性的癌症死亡率会增加16%，女性的癌症死亡率会增加23%；如果睡眠时间在9个小时以上，男性的癌症死亡率会增加28%。过度嗜睡要引起我们的注意，必要时一定要及时就医。此外，对于儿童而言，最佳的睡眠时长应达到10小时左右，儿童的睡眠时间过少会严重影响他们的生长发育。儿童身体发育需要生长激素，而生长激素在睡眠状态下才能达到较好的分泌水平，因此良好的睡眠对于儿童尤其是学龄儿童格外重要。

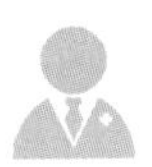

午睡睡得越多越好吗

很多人都有午睡的习惯。由于人体内的生物钟影响，在午后，人们的注意力和警觉性会有所降低，并且可能会产生疲劳感甚至困意。这时，短暂的午睡不仅可以缓解工作疲惫、调节情绪、缓解压力，补充晚上的睡眠不足，使大脑和身体得到放松，对心血管系统也具有保护作用。

但是午睡多久合适呢？是睡得越多越好吗？根据人们的睡眠周期，午睡的时间最好为半小时到一小时，午睡绝非睡得越久越好。午睡休息的时间过长，起床后可能反而会昏昏沉沉，产生不适感。熟睡的时间过长，还有可能影响夜间的睡眠质量。此外，一些人可能会趴在桌子上午睡、枕着手臂午睡，这样午睡会减少大脑供血，睡醒后容易头昏、眼花，还可能有从肩头到手指的麻痹感。较为理想的午睡姿势是平卧或侧卧。要特别注意的是，青少年尤其不推荐趴在桌子上午睡，因为青少年还处于生长发育的关键时期，长期伏案午睡可能引起脊柱变形。

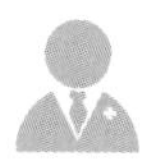

晚上熬夜、白天补觉对身体有没有损伤

随着社会压力的增大，越来越多的人会在晚上熬夜，一些人因此养成了晚睡晚起的习惯。但是更多的人白天需要工作，熬夜之后只能在第二天、第三天晚上补觉，希望缓解熬夜带来的疲劳感。然而事实上，补觉后疲劳感可能缓解了，但熬夜带来的损伤却难以弥补。

科学研究表明，在睡眠过程中，大脑的神经元存在着必要的新陈代谢过程，而熬夜会导致这种新陈代谢机制的紊乱，即使补觉也无法弥补熬夜造成的损害。此外，这种睡眠剥夺的感觉会增加人们对于睡眠的渴望，这与人们饥渴时对食物、水的需求类似，往往需要花费更长的时间来弥补失去的睡眠。在睡眠中，大脑会进行机体复原、信息整合和记忆巩固等一系列重要活动。而睡眠缺乏导致的各类疾病风险增加、认知功能下降等后果并不能通过补觉恢复。因此，规律作息很关键，最好不要熬夜，熬夜会对身体造成不可逆的损伤。

噪声影响睡眠吗

噪声严重影响睡眠质量，并会导致头晕、头痛、多梦、记忆力减退、注意力减退等神经精神症状，以及恶心、胃痛、腹胀、食欲缺乏等消化道症状。更为危险的是，噪声会使人的肾上腺素分泌增多、心跳加快、血压上升，增加睡眠中猝死的可能性。长期、连续的噪声可以使人多梦并减少深睡眠时间，突发的噪声可以使人惊醒。目前，一般认为噪声超过 50 分贝就会影响睡眠。

吸烟影响睡眠吗

吸烟会对人的睡眠质量造成非常大的影响。吸烟者比不吸烟者大脑活跃程度更高，烟草中的尼古丁会导致吸烟者难以入睡，破坏正常的睡眠周期，导致睡眠结构片段化，其特征是：快动眼睡眠和非快动眼睡眠的自然循环周期被打断，形成睡眠碎片，人更容易觉醒，白天会感到体力和精力未完全恢复，活动能力减弱，因此吸烟者容易出现白天过度思睡及早晨醒来较为困难等情况。

烟草中含有 4000 多种化学成分，对呼吸道有着极其恶劣的影响，而且其中的 50 多种成分会导致癌症。吸烟者晚上更容易打鼾或者出现睡眠呼吸暂停综合征，甚至比肥胖导致打鼾的风险更高。吸烟或者被动吸烟均会引起呼吸道过敏、发炎，从而导致呼吸道阻塞。由于睡眠呼吸暂停，肺部氧气交换减少，易发生低氧血症、高碳酸血症及呼吸性酸中毒。

 打呼噜代表睡得香吗

很多人都觉得打呼噜的人睡得香，他们往往“沾床就睡”。事实并非如此。打呼噜的人会在睡眠过程中反复发生微觉醒。为什么叫微觉醒呢？因为这种觉醒状态是一种脑电活动，可以在专业的睡眠监测仪器中监测到，但是本人往往感觉不到。事实上，这种微觉醒状态会使人的睡眠被频繁打断而减少深睡眠的时间。这也是为什么一些打呼噜的人觉得自己已经睡了很长时间，但还是感觉没有休息好，起床后没有精神、昏昏欲睡。

打呼噜是一个值得关注的问题，这可能是一种睡眠呼吸障碍。打呼噜的时候可能会出现呼吸暂停，这会导致身体的各个器官缺氧，时间久了就会引起体内各个系统功能紊乱。很多打呼噜的人都患有阻塞性睡眠呼吸暂停低通气综合征，这是较为常见的睡眠呼吸障碍，患者往往会在晚上睡觉时打呼噜，打呼噜时伴有呼吸暂停，且白天嗜睡。这种睡眠呼吸障碍会增加冠心病、糖尿病和心脑血管疾病的发病率。但也并非每一位打鼾者都患有这种障碍，应当及时就医，进行专业的监测、诊断和治疗。

 睡前吃得香，睡得会更好

有人认为，睡前吃一顿美美的夜宵，心情会变好，睡得也更香。但事实并非如此。中医认为，“胃不和，则寐难安”。在晚上，我们的肠胃功能会减弱，在此时吃夜宵会加重消化道负担，长此

以往容易形成脂肪肝或患上胃肠疾病。睡前进食往往还会使我们的大脑变得活跃，而这并不利于睡眠，甚至导致失眠。因此，建议在睡前两个小时不吃夜宵，以免胃酸分泌增加引起身体不适。但遇到熬夜加班到很晚的情况，体力、脑力的消耗可能会在临睡前让人觉得肚子很饿，这时，可以适当选择一些清淡饮食，可以多吃几种，但是量不宜过大，适当补充能量达到七分饱即可。

白天累一些，晚上睡得香

白天累一些，晚上就能睡好，这是一些人对于晚上入睡困难时如何提高睡眠质量的错误认识。人在白天工作学习时，为应对压力，机体处于应激状态，分泌的大量肾上腺素使机体处于亢奋状态。如果在睡觉前仍处于紧张的工作状态，即使身体已经筋疲力尽，但是大脑仍处于兴奋状态，睡眠质量会受到影响，从而导致睡眠变浅、夜间容易醒来。轻度疲劳可促进入眠，但过度疲劳则会让大脑处于兴奋状态，妨碍入眠。

开灯睡觉可以增加安全感

开灯睡觉是一种不良习惯，实质上是人对黑暗恐惧的表现。这种对黑暗的恐惧多数是由于人们从幼年期开始经常听一些恐怖故事，久而久之，便将恐怖故事与黑暗联系在一起，形成了对灯光的依赖，导致不敢关灯睡觉。这是开灯睡觉的一个主要原因。

人处在睡眠状态时，虽然眼睛紧闭，但仍能感知外界光线。当灯光直射眼睛时，人会感觉心神不宁，即使闭上双眼，也很难进入睡眠状态。即使已进入睡眠状态，也只是浅睡眠，很容易惊醒，导致睡眠质量下降。此外，睡觉时开灯会抑制人体褪黑素的分泌，扰乱正常的睡眠周期。当夜间人们进入睡眠状态时，大脑会分泌褪黑素，褪黑素的分泌在深夜 11 点至次日凌晨最为旺盛，随后逐渐降低。褪黑素可以抑制人体交感神经的兴奋性，使血压下降、心跳速度减慢，心脏得到休息，增强机体免疫力，消除疲劳。然而，分泌褪黑素的腺体——松果体对光线十分敏感，光线的刺激会直接抑制松果体分泌褪黑素。

喝酒助眠吗

摄入酒精的最初反应是诱导睡眠，然而随之而来的是频繁地觉醒和睡眠的断断续续。喝酒有一定的催眠作用，不少人喜欢在睡前喝点酒，以为能有助睡眠，甚至有的失眠者还以此作为治疗失眠的手段。其实，这是一种误解。大概 10 个慢性失眠者中，就有 1 个是酒精惹的祸。睡前喝酒虽能缩短入睡时间，但可导致睡眠变浅，浅睡眠时间延长，中途觉醒数增多，使睡眠变得断断续续。酒精的作用是先使人昏沉欲睡，表面上似乎对睡眠有益，但实际上却可能干扰睡眠。到了后半夜，酒精的作用逐渐消失后，就会引起失眠与多梦，使总的睡眠质量下降。所以，睡前喝酒并不能增加总的睡眠时间，反而有可能使睡眠变浅，不利于睡眠。

酒精依赖性睡眠障碍是指将乙醇（酒精）作为镇静剂使用，

由于持续摄入酒精而引起的睡眠障碍。该疾病的产生与酒精滥用导致的耐受性、依赖性和戒断症状有关。这种方法在开始阶段可能改善入睡状况，但持续饮酒一段时间后，由于产生了耐受性，酒精对睡眠的诱导作用减弱，此时就会产生通常不易被观察到的戒断症状。患者常在睡梦中突然醒来，出现出汗、头痛和口干等轻度脱水和酒精戒断症状。如果突然停止饮酒，会产生严重失眠。

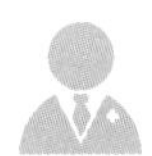

用电子产品催眠，对吗

睡前久看电视的危害主要有两个方面：一是干扰人体生物节律，直接影响睡眠；二是导致颈椎损伤，间接影响睡眠。

人类自古拥有日出而作、日落而息的生活规律。然而，随着科技的发展、电子产品的普及，人们的睡眠受到了“人造光”的影响，电视就是其中一种人造光的来源。光线与睡眠存在密切联系。人体内存在通过感知明暗来调控与睡眠有关的激素调节系统。褪黑素就是其中一种激素。当人眼的感光系统感应到光线中的蓝光或绿光时，褪黑素的分泌会受到抑制，进而影响睡眠。褪黑素主要由松果体分泌，少部分可在视网膜中产生，其分泌主要受光线调节。松果体的分泌功能存在明显的节律性，导致褪黑素在体内呈现昼夜波动的规律变化。黑暗刺激松果体合成和分泌褪黑素，夜晚为分泌高峰期。光线由视网膜经颈上交感神经和视交叉上核传入。光线刺激视网膜感受强光，通过下丘脑投射抑制视交叉上核，导致褪黑素合成减少。因此，睡前看电视不利于睡眠。

倒班工作伤睡眠

倒班工作睡眠障碍是指由于个人的工作时间表和社会常规的作息时间表不一致而产生的睡眠问题。此类人群工作时间通常被安排在绝大部分人睡觉的时间，还有部分是早班或工作时间不规律。正常状态下，人体内存在的自我调控机制控制着睡眠、体温、血压和进食等各种基本的生理活动，这种调控过程每天像钟表一样十分精确地运行，称为生物钟。当生物钟的正常运行被打乱，睡眠结构也受到影响，并引发多种健康问题。

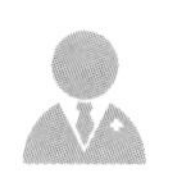

“压力山大”睡不好

除了生理疾病导致的失眠，许多人因为承受越来越沉重的心理压力，逐渐或多或少地陷入睡眠障碍。

从生理角度讲，当人感受到压力时，肾上腺素水平立即升高，给神经系统带来极大刺激，人的敏捷程度和肌肉张力都会立即增加，心率加快，血压升高，警觉性增高，入睡时间延长，睡眠中容易觉醒。长期处于较大压力状态会引起人的睡眠不正常，不利于代谢正常化及饮食控制。若每天只睡 4 小时，则食欲刺激素（胃饥饿素）的分泌量增加，食量增加，代谢易出现异常，容易导致肥胖。

情绪不畅难安眠

睡眠的好坏与一个人的精力、体力、情绪、注意力等心理状况密切相关。睡眠和不良情绪之间互为因果关系，焦虑、担心、愤怒、烦躁、抑郁或过度兴奋都会影响睡眠，而失眠又会反过来加重不良情绪，影响人的工作和生活。生活中，影响睡眠的坏情绪多数跟工作或学习压力大、家庭不和睦、躯体健康状况差等负性生活事件有关。尤其是当敏感、不善表达、自我调节水平差的易感人群出现坏情绪时，更容易出现失眠问题。

害怕吃安眠药

许多人怕吃安眠药，认为“是药三分毒”，吃安眠药可能会有副作用。而事实上，想要缓解压力、调节睡眠，吃药是最为有效的一种方式。小剂量服用安眠药不仅可以调节睡眠，副作用也非常轻微，但一定要在专科医生指导下用药。治疗失眠的常用药物包括镇静催眠药（苯二氮䓬类药物、非苯二氮䓬类药物、褪黑素受体激动剂）、镇静类抗抑郁药和抗精神病药。

日常生活中有不少人自行服用褪黑素及其类似物来改善睡眠。褪黑素可以缩短入睡时间、改善睡眠质量，比较适合睡眠节律紊乱以及需要倒时差的人群。但是这类药物并不是对所有的失眠者都有效，还是应当结合自己的实际情况及时就医。如果是精神障碍、躯体疾病、物质（如酒精、咖啡）等因素引起的失眠，服用褪黑素很可能无效，自行治疗还会延误其他疾病的治疗时机。

警惕“夺梦药丸”

俗话说：“人吃五谷杂粮，难免一病。”得病之后需要尽早治疗，吃药就是难免的了。但是，每种药物在治疗疾病的同时都会或多或少的有一些副作用，如影响人的正常睡眠。

- **抗生素：**当出现细菌感染性疾病时，合理使用抗生素可以对病因进行针对性治疗，但有些抗生素可能会影响神经系统的功能，如阿莫西林等青霉素类，克拉霉素、阿奇霉素等大环内酯类，左氧氟沙星、环丙沙星、莫西沙星等喹诺酮类，头孢呋辛、头孢丙烯等头孢菌素类。有些人服用这些药物会出现兴奋、多梦、头痛、失眠等症状。

- **抗病毒药：**有些患者在使用一些抗病毒药（如金刚烷胺）预防或治疗流感时，可能会出现恶心、幻觉、头晕、噩梦等中枢神经系统的不良反应，从而影响睡眠。

- **抗高血压药：**普萘洛尔（心得安）、美托洛尔（倍他乐克）等β受体拮抗药会引起自主神经调节紊乱，使患者心率下降过快，导致心慌、气短等，从而影响睡眠；螺内酯、呋塞米等利尿剂会引起夜间多尿，患者频繁起夜，从而影响睡眠的连续性。

- **抗心律失常药：**索他洛尔、普罗帕酮等在治疗心律失常时，可能引起胸痛、心悸、心动过缓、呼吸困难、晕厥等，也可引起头痛、头晕、睡眠障碍。

● **糖皮质激素：**严重炎症反应或自身免疫性疾病患者常使用泼尼松等糖皮质激素类药物。患者在长期大量使用糖皮质激素后，可能会出现欣快感、激动、不安、谵妄、定向力障碍等症状，导致失眠。

● **平喘药：**有些哮喘患者在使用沙美特罗、特布他林等药物后可能出现感觉异常、睡眠障碍等症状，而其他平喘药（如麻黄碱、氨茶碱等）也能提高中枢神经系统的兴奋性，影响睡眠。

咖啡虽香，适量最好

咖啡在体内的半衰期大约为 6 小时，这意味着如果一个人在下午 3 点喝下一杯含有 200 毫克咖啡因的咖啡，到晚上 9 点时仍然有大约 100 毫克咖啡因留在体内。此时，也许可以入睡，但深度睡眠会受到严重影响，第二天感到精神状况更加糟糕，因此刚起床就立刻需要摄入咖啡因，这样日复一日、周而复始，形成恶性循环。同时，机体可能对咖啡因产生依赖，如果你经常大量饮用含咖啡因的饮料，可逐渐减量，避免出现头痛、烦躁和劳累等戒断症状。

人体摄入过多咖啡因甚至可以发生咖啡因中毒，其症状是烦躁、紧张、刺激感、失眠、面红、多尿和消化道不适。有些人在每天服用 250 毫克以上咖啡因时，就会有上述症状；每天多于 1 克，可导致痉挛、心动过速和心理运动性躁动（又称精神运动性激越）。

睡前忌过度用脑

睡前用脑过度的人上床后，大脑依然持续兴奋，想法很多、难以入眠；即便睡着了，起床时也会感到疲乏和多梦。此时夜间的睡眠并不会起到恢复体力和精力的作用，因而这些人在起床之后感觉大脑依然疲乏。长此以往，可能出现睡眠节律紊乱及其可能导致的焦虑、抑郁等精神问题，甚至出现神经衰弱、失眠症等神经精神疾病。

睡前锻炼要适度

经常参加运动者比不运动者入睡快、睡得深、睡眠时间长，白天也很少有疲劳感。经常运动的老年人睡眠质量明显高于不运动的老年人，前者表现为入睡时间短、睡眠时间长。运动还可以促进身体升温，提高中枢神经系统的核心温度，从而使人更容易进入深睡眠。此外，运动能提高身体的耗氧量，减轻心理压力，减少白天工作中的紧张和焦虑情绪，从而提高睡眠质量，轻松睡个好觉。

不同的运动时间和运动强度对睡眠的影响各有不同。下午和傍晚适度进行体育锻炼有助于改善睡眠。如果晚上 10—11 点上床睡觉的话，最好在晚上 8—9 点或更早时进行运动，因为运动后的身体需要时间来恢复平静。就运动强度而言，因人而异。有些人只喜欢简单轻松的运动，比如慢跑，身体微微出汗就行；有些人喜欢中等强度的运动，这样感觉才容易入睡、睡得香甜。这都是由人的个体差异造成的。每个人可以通过试验来确定最适合自己的运动强度，让自己感觉舒服即可，不可过度运动而伤身。运动至筋疲力尽换来的睡眠是没有质量的。

 不冷不热睡得香

适宜的卧室温度与人的主观感觉有关，太热或太冷都会影响人的睡眠质量。太热易让人半夜感觉身心烦躁而入睡困难，时常翻身或醒来；太冷易让人手脚冰凉而难以入睡或者半夜醒来。因此，维持一个自感适宜的卧室温度对于睡眠至关重要，正所谓“不冷不热睡得香”。

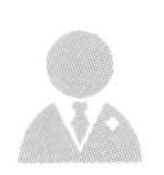 床好梦好

人的一生中约有 1/3 的时间是在床上度过的，可见床对我们至关重要。然而，太硬的床会使人全身肌肉压力增加，夜间不得不时常翻身，让人难以安睡；太软的床，无论是仰卧还是侧卧，都会使人身体受压部位下沉，造成脊柱的弯曲或扭转，改变人体正常的脊柱生理性弯曲，此外因相关的肌肉、韧带张力过大，以至于让人得不到充分的放松和休息，久而久之会引起腰酸背痛。舒适的床有利于放松肌肉和解除疲劳，使全身得到休息，但又不过度改变脊柱的生理性弯曲。

被子不要太厚

首先，盖着厚被子睡觉，人会有压迫感，不能放松全身，因而无法睡得香甜；其次，冬天开窗少，室内氧气含量相对较低，厚棉被压在胸上会造成轻微的缺氧；再次，厚棉被灰尘多，吸入会对呼吸道黏膜造成一定伤害，尤其是患有肺部疾病的人更容易引起疾病复发；最后，厚棉被透气性不好，虽然人身体暖和了，但也会使人体的毛孔打开，第二天起床时更容易受风寒。因此，不宜选择太厚的被子。

不要蒙头睡觉

保持头部相对低温有利于改善睡眠。如果睡觉时蒙住头，不仅会使人的头部升温，还会使人因被窝里的氧气越来越少、二氧化碳越来越多而呼吸不畅，导致人在第二天出现头晕、头痛、头胀、耳鸣、眼花、恶心、呕吐等症状，使人思维迟钝、反应变慢、犯困。睡觉时，人的呼吸道和皮肤毛孔排出各种有害物质，即使是健康人，一个晚上也可通过呼吸、咳嗽等排出细菌、病毒近百亿个。如果将头埋进被窝里，则极易感染这些有害物质和细菌，诱发呼吸道炎症、皮肤疾病等。

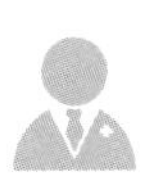

失眠更偏爱女性

女性的睡眠时间通常少于男性。同一年龄段，女性失眠的发生率大概是男性的两倍。睡眠的性别差异来源于激素内分泌的不同，女性在一些特殊时期更容易失眠。

- **月经周期：**女性在月经周期不同时期的激素水平变化可能会影响其睡眠。大概 50% 的女性主诉月经期水肿、痛经等会干扰睡眠 2~3 天。在排卵后，体内黄体酮水平升高，可以使女性感觉困倦。发生于月经周期后期（第 22~28 天）的经前期综合征（如水肿、头痛、喜怒无常和腹痛等）也可影响睡眠，包括失眠（入睡困难、易醒和早醒）、醒后疲乏或白天嗜睡等症状。

- **妊娠期：**妊娠期出现的躯体症状（如恶心、呕吐、妊娠下肢抽筋、胎动等）和情绪变化（忧虑、沮丧）都会影响睡眠。大约 8% 的女性报告在妊娠期比在其他时期更容易受到睡眠问题困扰，几乎 90% 的孕妇在妊娠 7~9 个月期间都有过整夜失眠的体验。

- **更年期：**更年期女性出现睡眠问题主要与卵巢分泌功能减退有关。雌激素水平的降低会使女性出现潮热、出汗等更年期症状。36% 的更年期女性主诉睡眠时有潮热、因潮热而频繁醒来，从而导致第二天疲倦。

致　谢

感谢为本书编写和修改作出重要贡献的北京大学医学部孟适秋博士、邓佳慧博士、王哲、祝喜梅、高玉军、田姗姗、张智博、冯书斐、张雨欣、郑永博、苏思贞、郑伟、高腾、王三旺、李佩佩、吴婷婷、杨英博、高楠、崇杉、赵浩芸、宫艺邈等。

图书在版编目（CIP）数据

科学健康．睡眠 / 中国科学技术协会，中国老科学技术工作者协会，国家卫生健康委员会组织编写．-- 北京：科学普及出版社，2022.9

ISBN 978-7-110-10500-9

Ⅰ.①科… Ⅱ.①中… ②中… ③国… Ⅲ.①保健－普及读物②睡眠障碍－防治－普及读物 Ⅳ.① R161-49 ② R749.7-49

中国版本图书馆 CIP 数据核字（2022）第 151019 号